优雅乐活 50+

人生下一个 50 年的功能性健康指南

郑仲琳 谢尔凡 著

Zhonglin Zheng, Erfan Xie, the Authors
Graceful and Happy 50+ -- Functional Health Guide For The Next 50 Years Of Life
ISBN: 978-1-957144-73-3

书名：优雅乐活50+——人生下一个50年的功能性健康指南
Title: Graceful and Happy 50+ -- Functional Health Guide For The Next 50 Years Of Life
著者：郑仲琳 谢尔凡
The Authors: Zhonglin Zheng, Erfan Xie

责任编辑　郑仲琳
封面设计　周俊菘
版式设计　郑仲琳
封面摄影　郑仲琳
图片摄影　郑仲琳等

本书由美国 Asian Culture Press LLC 出版
地址：Asian Culture Press LLC, 1942 Broadway, Suite 314C, Boulder, CO 80302, United States
邮箱：info@asianculture.press
Printed and bound in the United States of America

字数：66千字
版次：2023年1月第1版
书号：978-1-957144-73-3
作者网站：http://lian-yijian.com

【内容简介】

50 岁后，运动为实现生活目标！支持你始终做到生活中需要做、喜欢做、想要做的事情！

50 岁+ 功能性健身是专门为年过半百的您设计的健身方法论，帮助您实现未来几十年不断变化的生活需求，即：享受所热爱的活动，并能无痛、优雅、从容地达成未尽人生梦想。

在这本书里，你将发现传统的中老年健身项目之不尽完备处，特别是从衰老进程角度看，往往与生活目标脱节而不够功能性。你还会发现我们的 50 岁+ 功能性健身项目很有趣，且不需要耗费很多时间！毕竟，人人都希望运动简单、快捷，还能让自己精力充沛、保持强壮和持久的热情，去追求生活乐趣。

这本书通过大量中国本土实证案例*展示国际前沿的方法论，适用于 50 岁以上且保持活跃生活方式的读者们，走出运动误区，走向低运动损伤、高功能储备的 50 岁后活力人生。希望您能享受阅读、多多分享给周围的同龄人，并欢迎您随时来访位于江苏省苏州市工业园区的炼医健苏州运动研究院。

* 敬告读者：本书所有引用案例皆为真实案例。但基于匿名需要，人物取名字而无姓，或者姓名都更改。若遇任何同名、同姓并有同样情况的人，即表示本书内容的正确性，但与书中案例无关

【目录】

【推荐序】

有些人常常在很早期，就设定了自己的人生理想和目标。仲琳导师就是其中一位。

早在 2018 年冬天，我们第一次会面时，她在 50 岁+ 功能性健康领域，已经积累了多年海外经验，并在 2017 年启动了中国本土的二次创新。虽然我屡次提醒她此时"吃螃蟹"略显艰难，但她仍然选择兼听、进取。时间推移到 2022 年，"健康老龄化"逐渐成为中国体育、医疗、养老产业共识和研究推广的重点。越来越多的同道（包括我在内）亦开始思考和行动。而仲琳导师却从未停歇。5 年 1825 天，她实践出真知！她是早期开拓者、更是坚定的践行者！

因此，虽然有关中老年科学运动、改善健康的方法，如雨后春笋大量涌现，但我推荐仲琳导师写的这本书。它是 50 岁+ 功能性健康行业珍贵的启蒙科普读物！

回顾上一代中老年群体，他们年过半百时思考的往往是做减法或寻找医疗保障。而在苏州，自改革开放以来，已陆续涌现出袁伟民、孙晋芳、陈艳青等一大批世界知名教练员和运动员。在他们的影响下，这座具有丰富历史文化底蕴的城市，焕发出中华民族伟大复兴历程中锐意进取的"苏州精神"、乃至"中国体育精神"。浸润在这样的城市体育文化里，代际体育文化差异已然不同！有不少新一代中老年姑苏民众，希望"变老、但保持年轻健康"——永远保有鲜活的灵魂，永远保持身心活力，永远大处着眼，小处着手，开拓创新……。

通过研读此书，我发现了实现这些夙愿的"青春之源"，这便是书中反复提及的"为生活中需要做、喜欢做、和想要做的事情"而追求功能性健康。书中诸多"先行者"通过优化身体和大脑的功能性健康，实现了人生下一个 50 年的许多美好愿望。因此，读此书，仿佛正与一群心灵相通的同龄人围炉夜谈。他们知无不言、言无不尽、积极乐观、不断奋斗，让你由彼及己，时而深思、时而振奋、时而颔首。掩卷之时，我相信，你一定会被书中所建议的思考方式、专业方案、特别是故事背后那挡不住的积极、健康和乐观的精神而深深打动，加入到"健康老龄化"的大潮中，为塑造新时代苏州、乃至全国的体育人文精神而行动起来。

仲琳导师在开创 50 岁+ 功能性健康事业之前，是跨国公司资深高管。显然，很少看到一位女性，在这个人生阶段，能从两个完全不同的职业发展领域中做出坚定的选择，即：50 岁+ 功能性健康行业创始人和跨国公司高管。这意味着，她需要冷静地审视这个选择会把她引向何处？而当她 2017 年开始 50 岁+ 功能性健康事业后，当时国内没有相对专业的健康训练及管理人才。于是她再次决定，自己成为第一个国际认证中国执业的 50 岁+ 功能性健康导师，从训练自己开始，至今已经亲自执教 40~100 岁各类复杂案例达 600 多小时。

正是因为这两次重要的选择，她得以为本书奉献"横跨领域、纵接地气"的真知灼见。本书：

1. 理论联系实践：融合了体育健身、群体行为健康转变的国际前瞻理论和中国实践创新。

2. 实践贴近生活：融合了中国中老年人群的生活诉求、身心诉求和 50 岁+ 功能性健身运动实践。

3. 时代继承传统：融合了 50 岁+ 功能性健身这一新时代体育创新元素，和太极、舞蹈、乒乓等传统体育内核。

这让广大普通读者，无论是谋求身体改善、寻找适宜运动、甚至只是对自己现有生活和运动状态有所不满，都能从书中案例轻松找到共鸣和借鉴，值得一读。

而对于运动促进健康领域的专业工作者，本书既提供了50岁+ 功能性健康的理论体系，即：心肺、骨骼肌肉、神经肌肉、协调、平衡和认知六大功能领域；又提供了以人为本，去"教条化"的方法论；还介绍了与 50 岁+ 们的互动，生活气息浓郁，交流沟通鲜活生动，技术应用教学相长，梦想发掘循序渐进，不经意间创造了一串串"普通人不普通的生命健康故事"。这让思考与行动都极具挑战的群体性运动促进健康工作，变得触手可及，是难得的"我能做、你也能的"典型范例。

如果你是一位生活方式非常活跃的 50~60 岁职场经理人，正为退休做准备；或者你是一位 60 岁+ 活力"爷爷奶奶"；或者，你正在从事 50 岁+ 人群的运动促进健康事业，只要你有理想、有目标、有信念、有动力，并且开放包容，那你就是本书的最佳读者。本书将引发你思考人生下一个 50 年那些需要做、喜欢做和想要做的事情，并为之准确地行动，最优化功能性健康！我邀请你，走进本书，阅读起来，和我们一起，踏上"为优雅乐活而优化功能性健康"的奇妙之旅吧！

——王家宏

中国法学会体育法研究会副会长

中国体育科学学会体育社会科学分会副理事长

江苏省运动健康促进会会会长

苏州大学江苏体育健康产业研究院执行院长

苏州大学卓越特聘教授、博士研究生导师

【引言】

在我的办公室里，有一张海报大小的黑白照片。这是一位手拿哑铃、裸露上身的老先生，有着渐少的灰白头发，还留着白色的小胡子和山羊胡。他穿着30年前人们穿的"老派"运动衫。他有一张布满皱纹的脸，但他有一双清澈和睿智的眼睛。

这张照片最引人注目的是这位老先生看似苍老的脸和他那依然"青春"的身体所形成的鲜明对比——他的躯干肌肉发达而精练；他的胸部和肩部肌肉因充分训练而隆起；他的腹肌轮廓分明；他的静脉很容易沿着双臂找到——就像你在许多运动员身上看到的那样。他看起来不像一个健美运动员或服用类固醇的人，他只是健康和强壮！这张照片几乎就像把一个年长者的头部PS到了一个更年轻人的身体上一样。然而，这是一个67岁精神科医生的真实照片*。

当我向年长者们分享运动和保持健康的好处时，我经常给他们展示这张照片头以下的部分。大多数人认为这是一个25或30岁人的身体而不屑一顾——认为"那永远不会是我"。而当我展示整个画面，让他们看到这个人的实际年龄时，他们都很惊讶。对他们来说，很难相信一个上了年纪的人会看起来这么好——又瘦又健康。但我最喜欢的是这张照片的副标题——"变老"不是为了"老态龙钟"。

我喜欢这句话，我喜欢这种态度。事实上，它展示了50岁+功能性健康运动项目的全部内涵。

你对如何"变老"有很大的影响：你可以选择人们印象中的道路——无所事事并无可避免地走向"老态龙钟"，逐渐生病、虚弱和疲惫；但你也可以选择为自己规划一条新的道路——不是为了"老态龙钟"，而是为了让人生后半程比前半程更充实、更有活力、更有目的和意义、更愉快！因为你选择告诉世界"我永远不会变'老'！"

多年来，我们已经看到成千上万的中老年人，凭借最大限度地提高身体功能、转变身心的运动方法，而改善了他们的生活质量。这就是为什么这本书是如此重要、如此及时；这就是为什么我们研发了功能增龄训练模型，并在全球各地培养 50 岁+ 功能性健康导师。我们的终极使命是影响全球更多中老年人群！我们的目标始终是帮助他们"看起来"更好、"感觉"更好、最重要的是"活动"更好。其中，"活动"更好是这本书的核心内容。如果人们可以更好地活动，那么他们就会感觉更好。如果他们感觉更好，他们会更多地活动。而且，如果他们更多地活动，那么最终他们的外表也会变得更美好。

我们知道这本书将帮助你体验这些惊人的结果。我们希望通过遵循本书中的运动原则和技巧，你的生活将会变得更加丰富多彩。我们也非常确信，如果您能与 50 岁+ 功能性健康导师郑仲琳以及她的中国团队取得联系，您将有机会和全球千百万同龄人一样，为自己、为你所钟爱的亲朋好友以及后辈们，做出一个关键和重要的决定——获得更具功能性健康水平的未来！

——Cody Sipe 博士
美国功能增龄学院联合创始人
美国 HARDING 大学物理治疗项目副教授和临床研究主任
美国运动医学会（ACSM）认证运动专家、注册临床运动生理学家
2005 年度 IDEA 大会 PROGRAM OF DIRECTOR 奖获得者

*这张图片最初收录在摄影师 Etta Clark 的《Growing Old Is Not For Sissies》书中。

第一章 你能阻止多少皱纹和白发？

一、50 岁后，你能阻止多少皱纹和白发？

随着时间的流逝，我们中的许多人在 50 岁时，甚至更早，长出了白发，眼角也开始出现皱纹。刚开始，我们往往会拔掉白发、染回黑发、每晚入睡前，再抹上各种冻龄、抗皱神奇药水……。但实际上很难，白发、皱纹会越来越多。我们可能会去美容院；或者开始用美颜相机来帮忙。又过了几年，眼见"阻击"无望，我们变得不太愿意照相……。

我想告诉你：**变老的岁月中，有一样"东西"，如果在发生伊始，我们就能敏锐地发现，且态度鲜明地管理控制，那么直到我们生命最后一天，生活都可能非常美好！**

要知道这是什么？如何做到？您可能需要先认识一下文美和安慧。

（一）文美

文美是一名成功高管。下属爱戴她，她也为自己一贯高效的工作风格而自豪。

最近两个月，她莫名心慌，坐着办公，每分钟心率居然达到90！为此，她专门去做了体检。医生说她没有高血压、高血糖、高血脂和心脏病，比大部分同龄人都健康。但这还是让她不安。

她很少感冒，但去年却有2次，咳嗽了2个月才好。她很心疼被耽误的进修和客户拜访机会。

虽然今年还是那些工作量，她却不得不扩招了2名助理来帮助提醒她的日程。她不喜欢自己降低的效率。

文美通常晚上或者周末和下属一起去健身房，用器械练练力量。和他们在一起会感觉自己年轻，顺便还能交流下。但每次练完，大家去宵夜，她却只想早点睡觉。

刚刚过完52岁生日，文美参加了大学毕业30周年同学聚会。5年没见，她的同学们看上去似乎比实际年龄突然苍老很多。

这次聚会，原本大家商定中午前爬到学校旁边的山顶上野炊，重温当年的浪漫。结果，大部分同学到下午也没有到齐。虽然文美中午时分准时到达山顶，但已经上气不接下气。直到这一刻为止，文美的自我感觉都还好。在同学中，自己虽然不是最健康和年纪最小的，但她一直认为自己的样貌和身材状态，比大部分同学要年轻很多。

山顶野炊，只好遗憾地改成山下聚餐。大家因为高血压、糖尿病、痛风等身体状况，各自提醒服务员餐食忌讳。此时，旁边一桌正好是毕业5周年聚会。那些年轻的同学们开怀畅饮，大快朵颐。鲜明地对比，让文美非常震惊，难道同学们真的老了？自己也有那么老了吗？

聊起第二天学校安排的运动嘉年华，大家想法一致，不去参加了，改成茶话会，享受岁月静好。要知道，以前这个班可是学校闻名的运动达人班！在赛场上挥洒汗水，收获掌声的岁月难道真得一去不复返了吗？

文美不喜欢她所看到的……她的大多数同龄人似乎都在走下坡路！也许她也开始走下坡路

了？她更不喜欢自己这段时间以来精力不济、无法酣畅淋漓地学习、锻炼、并和年轻人一起宵夜的状态！在那一刻，文美知道，她可以继续一边慨叹青春不再，什么也不做；但她也可以选择接受"上了年纪的事实"，并做必要的努力来减缓自己的衰退。

回到家后，她做的第一件事就是列出所有她还想做的事情、想看的风景。然后，她和所在地区的一位 50 岁+ 功能性健康导师安排了一次会晤。她的导师从整体健康角度制定了针对她具体需求的训练计划。

半年后，她提前达成了当年的业务目标，带着团队赴长白山天池团建庆祝。当和年轻的同事们一起登顶的那一刻，她的心都要"跳"出来了，她知道那是因为和大家一同欣赏壮美风景的激动，而不是因为连续 4 小时的攀登！回到家，她满意地勾掉了"愿望清单"上的这一项。人生又一梦想实现了！

（二）安慧

安慧正和小辈们一起缓缓地沿着石阶上行。她来给先生扫墓。先生几年前去世，魂归故里苏州。由于安慧住在上海，每年清明扫墓，她都会从上海坐公交、转火车赶到苏州，再和苏州的子女们驱车去公墓。她很庆幸自己 76 岁了还能独自跨城旅行。

当安慧坐在墓碑前休息时，子女们回忆起当年父亲缠绵病榻，幸得母亲照顾，安慧心中不禁触动：再过几年，子女们纷纷进入事业黄金期，而孙辈们那时也该结婚生子了，若自己未来也如老伴那样，谁来照顾自己？

安慧已经不是第一次有这样的想法了。她为此还去考察了养老院。但里面住户身体状况都远远不如自己，玩不到一起。

在老伴病重前，安慧偶尔也在国内旅游，还希望自己有机会能出国走走。现在她已经 76 岁了，还有可能吗？超过 75 岁基本不能独自跟团游，必须由年轻人陪同；子女忙，难得休假，也不能老是陪着自己；虽然可以和 60 多岁弟妹们出游，但他们家人放心吗？人生时间上最自由的岁月到来了、身体也好，却没有机会出去旅游了，安慧很不甘心！

但安慧知道，比起她为旅行机会少而烦恼，她的好朋友老蔡，生活可能更糟糕。老蔡患有高血压、高血糖、高血脂、脑梗；最近又开始气喘，整天不是在医院，就是在去医院的路上；到了冬天干脆主动长住医院，省得子女时不时送她去看病更麻烦。而这意味着，老蔡整个冬天都没法和儿孙们在一起，享受天伦之乐。

安慧知道，尽管她基因良好；从年轻到现在都没有怎么生大病；每年定期体检，医生反馈指标不错，比同龄人好很多，但她不能指望自己永远都很幸运。

前阵子，她和老同事故地重游，坐大巴 4 个小时就感觉身体僵硬；每次连续走半天山路，膝盖就不舒服；去商场买东西，上下楼梯时要扶住扶手才安心；而每天下午午睡后会有点不想起来。安慧知道，这都是身体在开始给自己"送信号"。

然而，真正让安慧开始思考，她未来能否继续与自己钟爱的家人和朋友享受美好生活时光，是在扫墓后聚餐时。当孙子告诉她："奶奶，我刚考取了新西兰奥克兰大学的研究生，作为咱们家第一个出国留学的孩子，我替您实现了梦想！两年后，您和爸爸妈妈一定要来参加我的毕业旅行。"这让安慧又激动又担心。她一直想出国旅行，多看看世界，但她不知道两年后——自己78岁时——是否还能连续乘坐十多个小时飞机，并走完整个旅程？

　　在回上海的火车上，安慧回想着自己的人生：高中毕业后，没有机会读大学，去了农村劳动；到了结婚年龄，又心不甘，一定要找到那个志同道合的人，拖到1977年返城才结婚；返城后本想和比自己小十几岁的年轻人一起继续深造，但无奈年龄太大难圆大学梦，只好把生活重心全部放到子女培养上。

　　她非常期望子女安心发展事业，达到她没有机会达到的高度，因此，她希望自己未来不给子女带来照护上的负担；她也非常希望看到孙子完

7

成新西兰的学业，学到她没有机会学到的本事。她更希望自己能尽享天年，生命的每一天都很有品质……。

此时，安慧想起了她参加过的 50 岁+ 功能性健康体验活动。它不像市场上其他课程——注重减肥塑形；它们的训练方式也很有趣，注重实现生活中有意义的事情。第二天安慧就打电话预约了课程。

两年后，安慧 78 岁。她刚从新西兰回来。她参加了孙子的毕业典礼、游遍了新西兰的自然景观、甚至还坐了热气球！她信心大增，现在每周锻炼 3 次，平时穿插短期旅行，并用导师教授的方法在旅途中及时放松和保持状态，这样她就不会失去来之不易的进步。哦，还有好多新方法等着她去学习呢！

二、规划未来

想想文美和安慧，从 52 岁到 78 岁，**当这些女性开始注意到她们不喜欢的变化时，她们都决**

心采取行动。比起永远都"剪不断、理还乱"的皱纹和白发，她们更加关注令身体和大脑"永葆青春"的功能。她们找到获得 50 岁+ 功能性健康导师。他们关注的是你在更大范围内的身体健康，更重要的是你现在和未来的样子和感觉，而不仅仅是你的外表年轻。

那么你呢？你是为皱纹和白发的数量去操心？还是为尽可能长时间地享受学习、工作的乐趣；享受家庭、朋友的快乐时光，而去改善健康？

从 18 岁到 50 岁，你努力为自己、为家人、为社会打拼；你享受到了学习、工作的乐趣；你也享受到了家庭、朋友的快乐时光。但这忙碌的成年生活是否让你尽心尽兴？**人生下一个 50 年，你是听之任之？还是要做些什么，让自己不虚此生？你要做些什么，让自己变得更健康、更健壮地去面对未知生活挑战和未尽梦想？这是一个生命的选择。**

要做到这一点，从"需要做什么、喜欢做什么、想要做什么"这三个角度，来检验并准备你的身体能力是有帮助的。

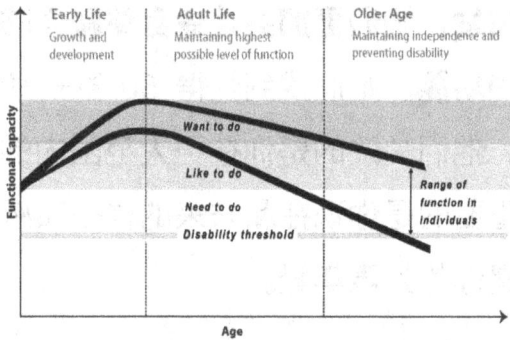

Early Life	Adult Life	Older Age
Growth and development	Maintaining highest possible level of function	Maintaining independence and preventing disability

Functional Capacity

Want to do

Like to do

Need to do

Disability threshold

Range of function in individuals

Age

图 1-1 功能随生命周期之发展轨迹

*上图中间的水平条框为"失能阈值"。环境的改变可以降低失能域值，从而减少特定社区失能人口的数量。

（图片来源：Functional Aging Institute，USA）

这张图来自美国功能增龄学院（FUNCTIONAL AGING INSTITUTE，USA)，反映了人生不同阶段保持功能储备的主要目标：儿童少年时期，以生长发育为目标；成年期，以达到并维持最高功能水平为目标；以及老年期，以维持独立生活和防止失能为目标。功能（如呼吸功能、肌肉力量、心输出量等）在儿童时期逐渐增加，成年早期达到峰值，然后下降。但是，其下降速率很大程度上受成年生活方式或相关的一些因素所决定，如吸烟饮酒、体力活动水平、饮食情况、外部和环境因素等。上部深色线反映了主动投资功能储备者的缓慢衰退趋势；而下面浅色线反映了一个人被动应付环境因素，如不当饮食、久坐少动、或者随着慢病的发生发展而快速衰退的趋势（他们通常认为，老了就是这样）。这条浅色线可能陡然直下，以至引起过早残疾和失能[1,2]。

你知道自己在这张图上的位置吗？这不仅仅是基于数字年龄来定位哦！以生命全程观点看待老龄化，老年人不是一个均一的群体，而是随着年龄增长，个体差异有变大趋势：你可能 58 岁了，还在顶部深色线上；或者，你可能只有 45 岁，却发现自己已经接近失能！

随着年龄增长，我们的功能自然会有所下降。这就像，我们从出生开始，到某个时刻都会死去一样真实。但是，选择放慢这一进程、沿着顶部线过好我们下一个 50 年，在任何时候顿悟，都为时不晚。

根据你的经验，你能预测下一个 50 年将会发生哪些事情吗？这似乎很难，你甚至无法预测自己还能活多少年。**变化是未知的、寿命是未知的。与其关注我们希望能活多少时间；担忧不知道会发生什么；还不如把精力花在我们想在剩下的时间里怎么生活上！我们希望在人生最为自由、富足的时光里做些什么，**这些才是我们可以控制的。

这些问题可能没法一下子都回答出来，但拿起这本书，你就向前迈进了一大步。事实是，几天前，你可能还没想过这些问题：加入一个 50 岁+ 健康俱乐部；接受 50 岁+ 功能性健康导师指导而锻炼；或者开始一项自我日常锻炼，可能也不是你想要考虑的事情。没关系，这是探寻答案过程的一部分。

真正重要的是，有什么事，像文美和安慧那样，会让你从隐约感到不安，继而沉思，甚至顿悟呢？第一步是找个惬意的周末午后，坐下来检视自己的不安，并和我们一起探索优雅乐活 50岁+ 人生吧！

是时候了！

参考文献

1. World Health Organization. Active ageing: a policy framework. Geneva: World Health Organization, 2002. https://apps.who.int/iris/handle/10665/67215

2. 中国老年学学会. 走向积极的老龄化社会. 北京: 华龄出版社. 2003.

3. World Health Organization. Decade of healthy ageing: baseline report. Geneva: World Health Organization,2020. https://apps.who.int/iris/handle/10665/338677.

4. Rudnicka E, Napierala P, Podfigurna A, Meczekalski B, Smolarczyk R, Grymowicz M. The World Health Organization (WHO) approach to healthy ageing.Maturitas. 2020; 139:6-11.doi:10.1016/j.maturitas.2020.05.018

第二章 变老，但保持年轻健康

年过半百，内心隐约滋生期许：我们怎样做到虽变老、又保持年轻健康呢？这似乎是个未曾破解的"魔术"！但是，就像任何魔术一样，答案往往既智慧又简单——**不要相信你通常看到的关于衰老的大部分宣传。**

虽然变老是不可避免的，但这并不意味着我们都会老态龙钟、成为被保护的弱势人群，而鲜少社会存在感。恰恰相反！我们完全可以在年过半百，或者更早时做出一个更好的选择——到80、90、100 岁还在做自己喜欢做的事情！

环顾四周，这样的例子并不少见。

夏伯渝先生（电影《攀登者》原型人物）69岁登上珠峰；84 岁钟南山院士活跃在科研和抗击新冠疫情前线；年届 90 岁的经济学家吴敬琏仍然为中国经济发展提供自己的观点……。

还有更多的普通人，他们不相信"变老即衰退"。他们决定创造更多美好——70、80、90岁还在徒步、演出、旅行、教学、发明、学习。他们决定在生命中最空闲、最富有、最美好的时光，尽量充实地、丰富地生活。他们似乎没有停下来的计划；从来不接受"老了，就不要折腾了"的传统思想。

　　他们、还有文美和安慧，并不是传说中"别人家的"不老神话。尽管看他们现在达成的结果像魔术一样不现实，但他们的第一步很普通，你也可以做到。

　　记住这一点：魔术一旦被揭秘，真相往往非常简单但充满智慧，只要你不被看到的所迷惑！所以让我们试着走出**第一步——打破关于衰老的思维定势。**

一、更新思想

　　我们的认知来自于接受的信息。让我们重新环顾四周关于衰老的信息：

1. 商业广告：充斥着抗皱、冻龄、逆生长的主旋律。"变老，但保持年轻健康"意味着"20岁~30岁的容颜"。它们回避高龄，也基本不找高龄长者担任代言人。

2. 养生节目：始终是"老弱病残们，这里有一招"的基调。似乎老了就等于患病、疼痛、放下、做减法、无为、不是去医院就是去找中药房。这里少见活力老人"老夫聊发少年狂"，而帮助老年人更加丰富积极地过好人生的"大招"几乎绝迹。

3. 英雄色彩的新闻报道：某企业家 60 岁登顶珠峰、某 70 岁老汉练出八块腹肌、某 80 岁国外奶奶拥有蜜桃臀。似乎 50 岁+们要达到甚至超越极限才算"年轻健康"。如此的"变老，但保持年轻健康"怎不令普通人望而却步？

实际上，各行各业潜心为活跃的 50 岁+ 们打磨产品、投放广告，才刚刚萌芽。取悦年轻人依然是主流营销策略——用年轻人的梗、说年轻人的话、制造年轻人的氛围、做成年轻人喜闻乐见的样子。如果你"不幸"是个活跃的 50 岁、60 岁、70 岁，且想要"变老，但保持年轻健康"，就只好往回凑凑年轻人的堆了。

而另外一个方面，街道、社区、退管会、养老机构等处处关爱老人：发容易消化的小吃（担心老了牙口不好）、高频率义诊（担心老了生病）、旅行社独立跟团截止 75 岁（担心老了走不动）。似乎老了就是弱者、是被帮扶对象，只能从这个丰富有趣的社会中"断舍离"了。

但如果你 70、80、90 岁身体很健康，既不需要帮扶，也没法再进入"20~30 岁俱乐部"，那岂不只能"独孤求败"了？

要么"老而英武"、"不老容颜"、"避年老就年轻"；要么"老而有病"、"老而归隐"、"助老帮扶"……当我们浸润在这样的信息潮流中，"变老、但保持年轻健康"变得魔幻而无从破解！

而真实的 50 岁+ 们是怎样的呢？

我们不是英雄，但我们很可能充满活力；我们虽然须发皆白、面带皱纹，但精力充沛；我们很可能没有基础疾病，但偶尔关节也会不适；我们可能无法攀登珠峰，但经常和朋友结伴出游；我们不会演讲和著书，但可能还在单位里发挥余热、学习使用 APP 和热衷于老年大学等。

我们的状态，和文美和小慧的状态多么相似！当我们摆脱关于衰老的社会思维定势，我们追求"变老，但保持年轻健康"并不是不可企及。

二、重新认识运动

在抵抗衰老的领域，从来不缺运动的一席之地。我们的认知来自于接受的信息。让我们重新环顾四周关于运动与促进健康、防控衰老的观点：

（一）关于运动的潮流思想 #1

作为 50 岁+ 功能性健康导师，在服务客户时，常常听到这样的心声：

"我不喜欢运动，因为我不想（或不需要）减肥，所以我真的不需要运动。"

"我偶尔运动,因为我只需要减轻一点体重,所以我只需要做一点运动。"

"我觉得我需要减肥了,但减肥意味着'大量的运动',我怕坚持不了。"

在他们的潜意识里,运动等于减肥!运动可能会减轻体重,也可能不会。例如,你可能会想到一个灵活和活跃的胖子。不锻炼可能也会减轻体重。比如:你可能也认识一些人,他们体重正常,但根本不锻炼(当然,他们未必健康,或者暂时健康)。而很多人,即便不运动,每天只是正常活动,通过合理饮食,也可以减去一些体重。

所以运动和减肥之间不能直接等同,没有必然联系。运动有助于健康,包括控制体重,但不仅仅是控制体重。**运动减肥不是我们追求的唯一目标。事实上,运动的意义远不止于此,特别是当我们变老的时候,我们会越来越关心自己身体的健康指标。**运动对许多健康指标都很重要,比如:控制血压、血糖、血脂水平;增加血管弹性;提高肺通气能等。我可以列出一张长长的清单。

（二）关于运动的潮流思想 #2：

而另外一些朋友，他们对于运动的认知可能是这样的：

"我不喜欢运动，因为我素来体弱，而且上了年纪应该静养。"

"我喜欢活动，但不会去健身。我不喜欢那些'高强度间歇性'练习和让人'龇牙咧嘴'的举重，现在年纪大了，轻松柔美的活动比较好。"

"我有市民体育馆的卡，但乒乓球、羽毛球、篮球技术我都不好，会拖累别人不尽兴；游泳和跑步又太枯燥。我现在就坚持每天一万步吧。"

在这些朋友的潜意识里，运动充满着"消耗元气"、"剧烈"、"技术活儿"、或者"孤单"等这些"不友好"的元素。特别是当我们变老的时候，我们会乐于追求循序渐进、简单、能带给余生快乐的运动，就像文美和安慧的选择。如果你这么想，恭喜你！你已经很接近破解"变老、但保持年轻健康"这个"魔术"了。

三、为了正确的理由运动

很多人之所以都把运动往减肥方面去思考，是被社会宣传的"年轻倾向"带了节奏。年轻人不会像上了年纪的人那样太多关注运动对于健康指标的好处。

还记得下图吗？

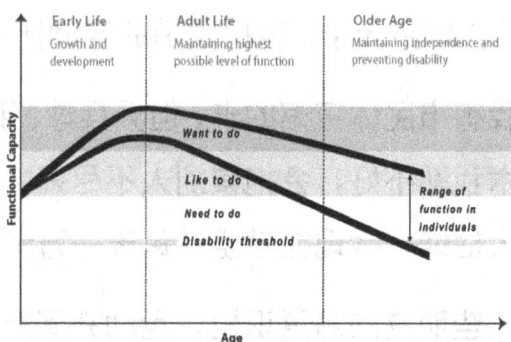

图 1-1 功能随生命周期之发展轨迹

（图片来源：Functional Aging Institute，USA）

在我们成年期，30 岁和 20 岁的身体功能水平差别不大。既然这样，年轻人当然更关注外在的形体美和运动表现。而随着年龄的增长，50 岁和 40 岁的身体功能水平差别可能就很明显了，健康指标（包括体重、体脂、血压、血糖等）变得更加重要。**我们承认减肥和控制体重是永恒的追求，但我们的追求应该不止于此，包括减肥在内的所有健康指标最优化的追求，恰恰可以帮助 50 岁+ 们显著提高生活质量！**

我们运动的理由，包括短期和长期两个方面：

（一）研究表明，每天运动立刻可以获得的好处包括：

1. 更多的能量

2. 好心情

3. 头脑清醒

4. 减少抑郁

5. 更强的内在动机

6. 更大的信心

7. 更强的身体

8. 更强的关节

9. 减轻关节炎疼痛

10. 改善心脏健康和血液循环

11. 降低中风和许多疾病的风险

想象一下，如果你的血液循环效率提高 10%，你的气色会怎样？如果你的中风风险下降、腿脚轻盈,户外远足的念头是否会重新萌发？如果你的注意力更加容易集中，整天精力充沛，能和家人朋友一起去看新电影的晚间首映式，你会感觉如何？

这些好处，运动后不久就可以感受到！

事实上，研究人员已经发现，仅仅是运动就能在大脑中释放出强大的内啡肽，能在运动的当下让你感觉良好。你可能不喜欢锻炼身体的每一时刻，那就把这些好处打印出来，放在你运动时能看见的地方，让它们提醒你：你正在爱自己、爱自己，正在收获这些好处，下一分钟你会更快乐，这些好处就是你追求的目标。

（二）对未来的好处

现在你每天都在运动，感觉很好，不知不觉中，你开始看到运动带来的长期好处了。

运动对身体的每个系统都有抗炎的好处：血液流动，通过神经系统缓解疼痛，甚至淋巴排毒，帮助我们的身体排出代谢废物。

运动是良药。研究表明多达十几种慢性疾病都可以通过运动来防控病程，比如高血压、高血糖、高血脂、认知障碍、癌症、脑梗、关节炎、哮喘等。而我们曾经认为这些疾病仅仅是因为变老、衰退而造成的。如果每次体检，能听到医生说你的指标和年轻人一样，那该有多好啊！如果你的度假计划包括登山、潜水、青藏高原保护环境公益行、徒步穿越戈壁，而不是养病两周为上班做准备，是不是听起来更棒？

再想想未来，如果 5~10 年后你退休，健康状况非常好，你计划每个周末都和老伴或者朋友们去尝试一项新活动：郊外徒步、重新布置阳台上的绿色植物、和心爱的小狗一起到树林去小跑一下、或者带着小孙儿去游乐园一起荡秋千，是不是听起来很不错？

这些"指标"，也许你现在看不到；这些快乐的事情，也许你想过，但暂时没有以它们为目

标。但如果你以这些为运动的理由，你就可以慢慢做到！

你人生最轻松、最悠闲、最富足、最快乐的年华，恰恰是你退休后的那些时光。什么是你在这段时光里最想做的事情？试着罗列一下，看来并不少。做这些事情，需要什么样的精力状态、心理状态、大脑活跃状态？光是每天一万步可以帮助实现这么多目标吗？那需要什么样的运动方式才能帮助实现尽可能多的目标？当你这么想的时候，你开始意识到，运动是在给我们变老的身体加油，能让我们的今天、明天、明年、甚至未来几十年没有痛苦，充满快乐地做需要做、喜欢做、想要做的事情。而这些实实在在的好日子，是运动可以为你创造的有趣的、有形的"回报"！

而当我们仅仅以减肥为理由，或者没有以需要做、喜欢做、想要做的事情来指引我们的运动时，反而会把自己投入极大的风险和痛苦之中！

恭喜你，你已经找到了正确的运动理由，也是您变老路上最实在的需求！

事实上，许多科学研究已经证实，运动、健身可以延缓衰老，能够帮助你实现世界卫生组织倡导的"健康老龄化"目标：

1. 随着年龄的增长，人体免疫系统会经历"免疫衰老"的重塑过程，伴随着各种免疫细胞功能的下降，对感染的易感性增加，使癌症的患病率增加。虽然免疫系统有一些适应性策略来应对衰老，但在某些情况下，适应不良反应会加剧衰老和发病的速度。研究发现，缺乏体力活动、肌肉量减少和营养状况不佳会促进免疫衰老和炎症，而运动和饮食习惯等生活方式因素会对免疫衰老产生积极影响。运动，是支持成功免疫衰老和降低适应不良免疫衰老风险的有效策略，其中，定期耐力运动似乎是对抗细胞免疫衰老和炎症的最有希望的方法[1]。

2. 衰老是成年后身体不可避免的进程，它会导致骨骼肌线粒体能量缺陷、胰岛素抵抗，并使肌肉质量减少。体育锻炼是对抗衰老的有效对策。运动通过防止线粒体呼吸下降、减轻与衰老相关的肌肉质量损失和增强胰岛素敏感性来对抗衰老的有害影响，从而延长寿命，更重要的是还提高了生活质量。即使在生命的晚期，身体活动的增加也会带来丰富的健康益处[2]。

3. 衰老的自然过程是连续的、不可逆的。肌肉力量和下肢协调性下降，步态保证和平衡控制下降，加上认知功能下降，这些都会导致老年人跌倒的风险增加。不活动会加速身体功能衰退，而体育运动已被证明可以抵消这种现象，从而将老年人跌倒发生率和死亡率降低 30% ~ 50% 。这些有效的运动训练包括腿部力量训练、平衡能力训练、认知功能训练等等[3]。

看到这里，您可能开始陷入沉思，也许像文美和安慧那样，注意到一些令自己时时不安的衰老征象、健康恐慌。这让你想到，是否该重新考虑一下运动如何影响整体健康？

但你的另外一个声音也许在说："等我再多挣一点退休金吧，等我把孙子带大一些吧，等我发挥完余热吧，等我没法经常去旅行了吧，等我给父母尽完孝吧"……。

你所关注的"当务之急"确实也是50、60、70、80 岁+ 人们普遍关心的问题。但从我们的角度来看，您这是在被"手头事务"牵制着、"颠倒地"度过退休后的美好岁月。

参考文献

1. Weyh C, Krüger K, Strasser B. Physical activity and diet shape the immune system during aging. Nutrients. 2020 Feb 28;12(3):622. doi: 10.3390/nu12030622. PMID: 32121 049; PMCID: PMC7146449.
2. Distefano G, Goodpaster BH. Effects of exercise and aging on skeletal muscle. Cold Spring Harb Perspect Med. 2018 Mar 1;8(3):a029785. doi:10.1101/cshperspect.a02978 5. PMID: 28432116; PMCID: PMC5830901.
3. Thomas E, Battaglia G, Patti A, Brusa J, Leonardi V, Palma A, Bellafiore M. Physical activity programs for balance and fall prevention in elderly: a systematic review. Medicine (Baltimore). 2019 Jul;98(27):e16218. doi: 10.1097/MD.0000 000000016218. PMID: 31277132; PMCID: PMC6 635278.

第三章 把倒过来的日子正过来过

一、为自己而做

开卷有益，希望你读到此处已经获取了很多新知，令你沉思。**但沉思不是力量，它只是潜在的力量。行动才能获得力量！** 我们不希望你浪费五年甚至十年的"青春"去"沉思"你的健康。我们希望你行动起来，今天就采取行动，做些什么，进入 50 岁+ 功能健康"俱乐部"。

当然，我们也听到了你内心的纠结——"手头紧要"之事。**50 岁+ 们普遍关心的几个问题：**

1. 是否有足够的储蓄支付我们退休后想要和需要的东西，包括医疗费用和养老护理费用？**我们花费时间，努力存钱来保护自己的生命，但却没有努力来直接保护自己的身体！** 等财富和资源积累够了，却发现没有了享受财富的健康身体，这有什么好处呢？

2. 是否能分担养育孙辈的责任，让子女在壮年期更有出息？虽然我们不求子女回报，但都期望今后他们有能力更好照顾我们。**我们付出时间，保护家族周全，但却没有努力来直接保护自己的身体！** 等家族资源足够了，却没有了享受天伦之乐的健康身体；甚至更糟的是，我们不得不搬到孩子们的家里，让他们照顾自己；或离开他们，在医院、养老院、或者护理院里，让陌生人左右我们的起居，这有什么好处呢？

3. 而发挥余热、退休再就业、旅游、老年大学等等，这些您喜欢做、想要做的事情，难道不是保护好身体之后才能做的吗？如果倒过来，反而缩短了享受生活的总时间，又有什么好处呢？

希望我们不要拖延问题到无法容忍，才开始考虑，而是要像文美和安慧，在"需要做、喜欢做、想要做的事情"受到影响的早期，就果断寻求专业帮助。注意！即便在护理院、病床上和轮椅上，我们仍然可以通过运动变得"更加健康"，任何时候开始都不晚。但一边接受他人照护，一边为摆脱令人沮丧的困境而运动，和未雨绸缪、游刃有余地为身体功能做储备，哪个更加令你安心和从容呢？

手中有粮、心中不慌。**我们每天"囤积"的健康素质，应该和囤积的财务、粮食……一样多。** 而储蓄通常都在富裕时，以救贫瘠之需。**当我们还在 40、50、60 岁的时候，我们的功能发展轨迹曲线还没有那么陡，这意味着，每努力 1 分钟，就可能延长 2 分钟的功能健康寿命；而越往后，每努力 1 分钟，可能只能延长 0.5 分钟的功能健康寿命。**

既然如此，那我们为什么不把颠倒的退休岁月，正过来渡过呢？**相信今天的运动就是为了明天和将来所能做的最明智的投资，特别要投资于那些能帮助自己长时间从事需要做、喜欢做、想要做的事情的运动！**

好消息是，开启可以完全控制自己变老状态的旅程永远不会太迟。更好的消息是，你不必孤军奋战。经过专业认证的 50 岁+ 功能性健康导师，会成为您可信赖的专业伙伴，支持您实现优雅乐活的退休生活。

二、接下来是什么？

现在您更新了思维，找到了正确的运动理由，以及树立了立刻开始的决心。下一章，我们就开始一起破解"变老、但保持年轻健康"可行之道。

在开启新一章之前，希望你记住这三章中那些有效启发你重新思考的关键性问题。它们仍然将引领您不断接近答案。

1. 成为真正有活力的 50 岁+ 是什么样子，而不仅仅是每年体检结果显示"健康"？

2. 问自己一个更大的问题：你真得感觉状态很好吗？你的状态好是指什么？

3. 你能做到最好吗？

4. 你有精力去做你想做的事情吗？

5. 你是否有能力接受新的挑战，并且能比较容易地做到？

现在，让我们开始吧!

参考文献

1. Walter Updegrave. Here's what people fear most about retirement and how you can overcome it. Time online, last modified, October 19, 2017, accessed May 24,2018. http://time.com/money/4984420/retirement-fear-running-out-money/.
2. Ghafoori E, Mata F, Borg K, Smith L, Ralston D.Retirement confidence: development of an index. Inquiry. 2021 Jan-Dec; 58:469580211035732. doi:10.1177/00469580211 035732. PMID: 34582717; PMCID: PMC8485280.

第四章 功能性健康

我照顾好自己了吗？我现在照顾自己的方法和程度，可以让我在余生中始终能做需要做、喜欢做、和想要做的事情了吗？

这 2 个务实的问题能引领 50 岁+ 们破解属于自己的"变老，但保持年轻健康"之道。而要回答好这 2 个问题，首先需要你保持身体基本健康，还要具备所有必要和理想的功能，满足未来几十年岁月的需要。

这个"身体健康 + 必要和理想的功能"，就是本书要科普的"功能性健康"。当你拥有了功能性健康，你就为在余生中始终能做需要做、喜欢做和想要做事情打好了基础。

一、功能性健康

功能性健康是我们用来描述 50 岁+ 们健康的专用术语。正如字面意思，它聚焦在功能，就是身体执行我们要求它完成生命中各种活动的能力，比如：起床、走路、买菜、去银行、打字、整理文件、跑步、跳舞、甚至跳伞（也许是你的梦想）、或者躲开突然撞上来的自行车（但愿你永远不会遇到）。这些生活活动不仅比我们所熟悉的健身运动、体育运动、竞技运动等形式要丰富得多，而且不可或缺！

随着年龄的增长，我们需要关注、照顾的活动能力比年轻时需要照顾的，会越来越多！

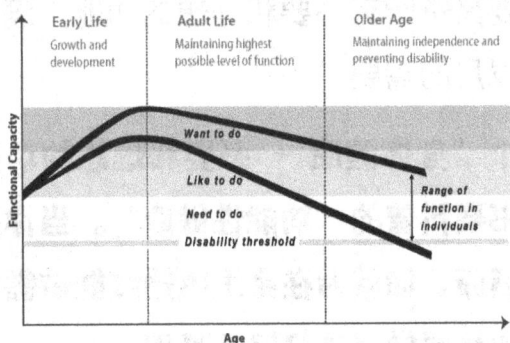

图 1-1 功能随生命周期之发展轨迹

（图片来源：Functional Aging Institute，USA）

还记得这个图吗？青壮年时期，在诸多必须做和喜欢做的事情上，我们都差不多。比如：你会起床、下蹲、吃饭、抱孩子，我也可以做到。有区别的可能只是在部分想要做的事情上，比如：你能跳伞和成为健美冠军，我未必能做到。

如果自己和自己比，大部分基础功能在青壮年时期几乎也感觉不到明显衰退。比如：我们20岁、30岁、40岁时从来不用为自己开门、上楼梯而担心；虽然有一些功能会略有下降，比如：20岁可以百米冲刺，40岁时冲不动了，但快点跑完100米还是可以做到的。

所以，青壮年时期，大家关注的功能普遍是心肺、体重和肌肉力量。这些功能已经足够满足青壮年朋友们从事喜欢的活动、甚至实现梦想；相应的，获得这些功能的基本运动形式就是：有氧运动、肌肉力量训练和体重管理等。

但是，当年龄增长，我们的身体功能开始以较快速度下降，情况就不一样了。我们首先可能会放弃一些梦想，比如，不再期望跳伞和攀岩；过几年，可能会放弃一些喜欢的活动，比如，避免登山、打篮球、长跑；最后，可能不得不放弃一些必须做的事情，转而寻求协助，比如，借助拐杖走路、去医院看病需要陪伴、让子女代劳去较远的银行办理业务等。

如果我们不喜欢这样越来越受限、越来越依赖他人的人生，如果我们选择努力做到"变老，但保持年轻健康"，那我们就需要早日关注和储备足够多的身体功能，它们远比拥有 8 块腹肌、能穿 10 年前穿的衣服、以及能跑 10 公里的功能要复杂和多得多。

事实上，当评估"功能性健康"时，接受过专业认证的 50 岁+ 功能性健康导师不仅会评估你的肌肉力量、心肺水平和体重，还会评估你的平衡能力、反应时间、关节功能、协调能力、敏捷性、灵活性和大脑认知水平等很多方面。

我们清醒地知道，不能因为你现在没有病、看着"有活力"就满足了。**人生无常，未雨绸缪永不嫌多。你需要在功能上更好、更好、更好！好到能确保你往后余生，能始终做所有你想做的事情才算"照顾好自己"！**只要你能做到，我们就会站在"最优化功能"的角度，来审视你的健康水平。

二、身体功能的六个主要领域

你想知道自己目前的功能性健康状况如何吗？请参考本章末的**《功能性健康状况小测试》**。

为了帮助大家理解功能性健康的真正含义，我们将其分解为 6 个主要身体功能领域：

1. 认知情绪（这是运动可以帮到的吗？没错！而且特别重要。后面章节会介绍。）

2. 神经肌肉（这又是什么？恭喜你发现了新大陆，后面章节会介绍。）

3. 骨骼肌肉

4. 心肺

5. 平衡

6. 灵活

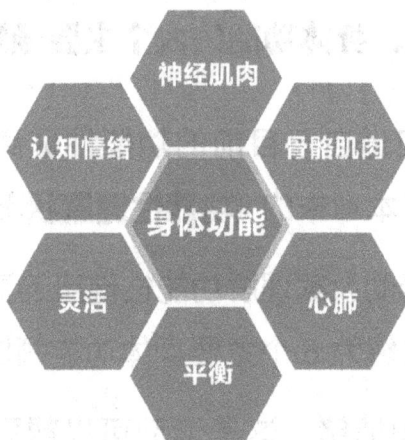

图 4-1 功能增龄训练模型（节选）

（图片来源：Functional Aging Institute，USA）

以上每个领域都包括若干个子功能（后面章节会介绍）。正如上图中所示，功能性健康不仅仅是锻炼肌肉力量和提高心肺功能，还要锻炼平衡等其他 4 个功能领域。比如：要能在不使用扶手的情况下上下商场的移动扶梯，你就必须有很好的平衡、神经肌肉（帮助协调）和认知（用来判断）功能；而能够见缝插针快跑穿过火车站拥挤的人群，最后一秒钟赶上火车，你需要心肺（快跑）、骨骼肌肉（产生爆发力）、灵活（躲避人流）和认知（保持情绪冷静做出理智判断）功能。

当我们开始从功能性健康的角度来选择运动时，我们意识到这比"熟悉的运动"要复杂和全面得多。

也许您的体检报告都正常、你每天遛狗、健走一万步、做家务等，大家都夸你生活方式很健康。但是，真正的健康不仅仅是没有疾病、能活着、能溜达。许多人被一种虚假的安全感所迷惑：如果我没有生病，我一定走在健康之路上。是吗？

还有一些人，每周跑一个半马，做三次健身房器械训练，平时坚持走路上下班，无病无痛，是朋友眼中公认的运动达人。他们没有意识到，他们选择的运动形式（仅限于心肺和力量），对于未来的影响可能仍然是很有限的。

为了功能性健康而选择运动是极具深远意义的决定。你现在所做的选择可能会对你的未来产生巨大影响。

三、健康"知行脱节"

2013 年，加拿大心脏和中风基金会（Heart and Stroke Foundation of Canada）发布了一份报告，强调了健康与健美的区别。他们的调查研究发现，虽然近 80% 的加拿大婴儿潮一代认为他们的医生会给他们评级健康，但他们自我报告的生活方式却显示出相反的情况：

1. 85% 的参与者承认他们没有进食足够的水果或蔬菜。

2. 62% 的人认为自己超重或肥胖。

3. 五分之一的人承认他们根本不锻炼。

4. 30% 的受访者认为自己的生活经常、甚至总是充满压力。这意味着他们的激素水平紊乱，这增加了罹患癌症和各种慢性疾病的机会。

5. 80% 的人相信，他们的医生会给他们的健康状况评价良好，尽管他们承认自己：

- 不活动；或只是体力劳动；或按照他们自己认为的方式运动。

- 不像他们知道的那样进食，承认不吃水果和蔬菜，忽略了大量重要的营养成分。

- 没有管理好压力水平。

- 体重超标，尤其是与皮质激素有关的、危险的腰腹部脂肪堆积。

这是相当大的知行脱节，也是最令人担忧的！

更令人震惊的是，四分之三（74%）的人不知道通过运动、改善营养等生活方式的调整，可以将患心脏病和中风的风险率降低多达 80% [1]。

这是不是有点像鲁迅笔下的"阿 Q"——我们没有定期去医院看医生，所以我们觉得我们做得很好！我们认为：没有开刀、服药、照 X 光，我们总的来说就是"健康"的。但实际上我们可能并不健康。我们真正应该问的问题是"我照顾好自己了吗？按现在这样做，我可以在余生中继续做我需要做的、喜欢做的、想要做的事情吗？"

特别是当我们从图 4-1 功能增龄训练模型（节选）的角度来看，我们意识到大多数人的体育锻炼还不够。虽然你可能在一两个功能领域中做得很好，但在大多数情况下，你可能没有在这六个功能领域中都保持健康。

要达到最优化功能，以便应对未来岁月的无常，我们需要兼顾所有功能，优势项目更优、弱势项目跟上。**我们不仅要"单科获奖"，更要做"六好学生"**。而这远远不止是做一些有氧运动、锻炼肌肉和保持正常体重那么简单。

如果没有机会看到这个功能增龄训练模型（节选），我们对健康的追求可能会止于无病、无痛，或者过度强化某一项功能（比如每天长跑或者游泳，而不做照顾其他功能），甚至有可能因为过度运动而受伤。

四、功能性健康的生活方式

有意识地平衡发展六大功能领域，是生命真正健康的关键。

这意味着，如果我们如下这样审视健康，就会朝着正确的方向迈进一步：

1. 你是否每周都能锻炼到 6 个功能领域？给予每个领域足够的挑战？而且用足够正确的方式锻炼？当你分享每天一万步时，专业认证的 50 岁+ 功能性健康导师会想到，你只练到了 1~2 个功能，这不够全面。当你满足于每天做家务代替运动时，专业导师会想到您未来的生活不止于做家务，这是否不够挑战？如果你提到每天遛狗也有运动量，专业导师会想到请你录个视频，看看你随着爱犬的移动是否能始终保持正确的体姿前进？是否已经出现受伤的风险而不自知？

2. 即使你非常活跃：是一个跑者、羽毛球爱好者、举重爱好者、登山爱好者、游泳爱好者，广场舞爱好者……专业导师依然会对照图 4-1 功能增龄训练模型（节选）问同样的问题：你是否意识到大多数常见的运动只锻炼了 6 个领域中的 1~2 个？

是不是换了思考角度，就很不一样？这就是我们为你写这本书的原因之一。**我们想让您意识到，"功能性健康"运动，比你现在从事的活动和运动，要更多样、更复杂。**

我们通过几十年的研究发现，人类需要各种具有挑战性的运动模式来实现和保持最佳健康（后面章节会专门介绍）。这就是为什么我们鼓励人们不要满足于单一运动，过用则废！也不要视日常生活活动为"运动"，不可等同！**你的年龄越大，你越需要关注所有的功能，既要避免过用而废，又要防止不用则废。**

我们知道，此时的你已经开始深思：自己是否要开始转变思路了？那么请你暂停阅读本书，看看你周围的世界如何"影响"你作出关于运动的决定！你会愕然，因为他们做的正好相反！

如果你打开电视、手机、电脑，那些一遍又一遍重复相同动作的减肥、塑形课程铺天盖地映入你的眼帘；如果你去健身房、公园、体育馆，你会看到无数身影在一步又一步重复地跑步、上那些有固定动作套路的有氧操课和舞蹈课；你自己呢？可能正打算穿上球鞋，去完成你唯一的每天一万步呢。我们希望，此时你的脑海里清晰地"跳"出一个大大的问号：**我们正在做着重复、单一类型的运动和活动！这怎么行？**

如果你发现了这一点，那么恭喜你，你离真正健康迈进了一大步！

当然，要靠自己做到足够多样、足够挑战和足够正确的运动，似乎很难且很麻烦。幸好，你可以依靠专注于50岁+ 功能性健康的运动导师，和他们一起规划、执行您的运动，就像文美和安慧一样，其最大价值在于，**专业导师能确保你在同样的运动时间里有足够的变化、挑战，并足够正确地执行，从而高效地影响身体功能的所有领域（包括你的大脑认知健康——影响你的自信、执行能力和处理问题的速度，从根本上保障你长期独立管理整体健康的思维能力），最终确保你始终能做所有你喜欢做的事情。**

你准备好了吗？

让我们开始第一步：设定你的目标吧！

【功能性健康状况小测试】

请对以下 10 个常见的功能性活动从低到高给自己打分：1 分表示"没有能力"，5 分表示"完全有能力"，2、3、4 分表示能力从低到高。

1. 能够在不用扶扶手的情况下，上下商场的移动扶梯。
2. 能够见缝插针快跑穿过火车站拥挤的人群中，最后一秒钟赶上火车。
3. 能够一边和朋友聊天一边快速赶路 20 分钟。
4. 能够端着较满的茶杯从椅子上站起来，水没有撒出去。
5. 能够轻松地从蹲在地上到站起来，而不需要用手撑和扶任何地方。
6. 能够抱着 10 公斤重的孩子逗他玩 5 分钟。
7. 能够做你最喜欢的运动，就像你 5 年前做的那样，而不用担心受伤。
8. 能够毫不顾虑地去任何你想去的地方旅行。
9. 能够集中注意力和朋友讨论 40 分钟，期间能完整复述对方表达的每个观点。
10. 大多数情况下早上固定时间醒来，神清气爽，很想立刻起床活动。

请把你的答案加起来、并在下页比较你的总分：

40~50 分：恭喜！对于你这个年龄的人来说，你可能是处于较高的功能性健康水平了！

20~39 分：嗯……你的功能性健康水平在下降，也许你都没注意到。

0~19 分：注意！你目前的功能性健康水平使你面临较大的受伤、跌倒和失去独立生活能力的风险！

参考文献

1. Heart and Stroke Foundation (Canada). 2013 Report on the health of Canadians. 2018 [2018-05-11]. http://files.newswire.ca/138/hnsCheckReport.pdf
2. Public Health Agency of Canada. How healthy are Canadians? Ottawa: Minister of Health, 2016. https://www.canada.ca/en/public-health/services/publications/healthy-living/how-healthy-canadians.html.

第五章 设定目标

一、选择你的轨迹

还记得下图吗？

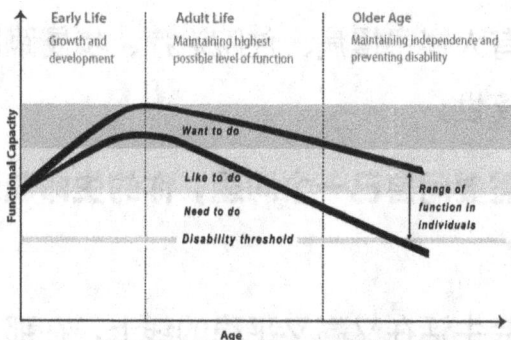

图 1-1 功能随生命周期之发展轨迹

（图片来源：Functional Aging Institute，USA）

两条线都显示了我们年龄增长过程中，功能性健康的长期发展轨迹。

假设两个人寿命一样长，上面这条线代表拥有充足的功能性健康储备，到了生命的终点还能自力更生有"余粮"；下面这条线代表功能性健康储备不足，还没到寿终，甚至刚刚退休，就透支了，开始需要他人照顾了。

两条线之间的距离在青壮年时差别不大，但之后却越来越大。还记得文美吗？每 5 年一次同学聚会，似乎岁月静好。可 50 岁之后，同样年龄的同学之间，状态之多样性超过过去岁月任何时候。可能有人一直活跃在职场、家庭和社交场合，而有人罹患慢病、住院治疗、步履蹒跚，甚至过早离世。

你需要问自己一个问题，你的生命轨迹会是怎样的？

你会生活在又高又平稳的线上，在那里你可以始终保持功能性健康，优雅乐活每一天，即：做所有你需要做的事情、所有你真正喜欢的事情、甚至是梦想去做的事情？

还是，你会沿着又低又快速下降的线度过余生呢？也许这意味着有一天你会在爬楼梯上遇到麻烦；也许进出一辆小轿车，你都会觉得困难；也许你会失去独立生活、随心所愿的权利；也许你将不得不搬到一个养老院里，接受安排，而不是自己安排（我知道有条件不错的养老院，但你完全自由吗？）

很难预测是吗？活成今天的你，在 10 岁、20 岁的时候，你也无法预测。但那时的我们没有因为生命不可预测而放弃。我们一直在努力做到最好。我们选择最大化"投资"和"储蓄"我们的智力、体力等各方面的能力，期许博得未来的美好。

对于如今年过半百但仍"少年的你"，从功能性健康的角度来说，是不是可以考虑追求功能最优，走"高线"呢？而且，你读到了此书，我们相信走"低线"已经不是你的目标，也不会再被你认为是"宿命"了。

我们意识到，**早日投资时间在功能性健康上，对我们以后的生活有很大的影响。特别是在原有储备比较高时投资，回报也更大。**在公众报道中，之所以看到人们在八九十岁时还在旅行、或者活跃在高尔夫球场上，是因为他们在 40、50、60 岁时，对自己的健康做了很多积极的投资。

让我们庆幸你现在看到了这个功能随生命周期之发展轨迹图。那么请把这个图记在心里吧！未来，当你在"今天应该抽时间锻炼吗（'低线'思维）？"和"早起先锻炼（'高线'思维）"之间徘徊时，让这个图从脑海中自然跳出来，引导你回归"高线"人生吧！

功能性健康是你今天送给自己的小树苗，春种秋收，你绝对值得这样做！

二、首先，设定具体的目标！

事实上，**当你身体健康的时候，"不年轻"可能是一件很棒的事情！**我们正在结束生命中许多花费大和耗时多的重大事件，比如：读大学、婚礼、抚养孩子、事业有成等。你没有身体不好的家人需要照顾（或者，你刚刚完成这个使命），而你幸好还健康。此时的"不年轻"意味着你终于可以自由地开始做很多你想做的事情了，包括旅游、爱好、新活动等。

（一）佳梅的目标

过去三年，佳梅尽心尽力照顾瘫痪在床的老伴。尽管请了护工，但佳梅还是亲自帮他擦身、翻身、把他抱到轮椅上、推着他去晒太阳等，尽量给他最好的生活品质。但这一切让她感觉时不时腰疼和整日疲劳。老伴走后，77岁的佳梅决定开始功能性健身。幸运的是，她没有任何基础疾病，每天还能走一万步。她只花了一个多月的时间就能和45~65岁伙伴们一起运动了。当功能性健康导师和她进行目标设定访谈时，她腼腆地告诉导师，她最大的梦想就是能到郊外走走，或者参加单位退休俱乐部组织的聚餐时不感到累。

这个"梦想"对于大部分人来说可能不算梦想，但对于一个刚刚从3年极度疲劳的状态中走出来的77岁老年人，是值得理解和尊重的梦想。

但问题的关键是，这个梦想还不够具体。就像你告诉幼年子女：春节时将一起去迪斯尼乐园时，你得给他们看迪斯尼的介绍片，他眼中才会闪烁光芒，因为这样他们才能"触碰"到真正的迪斯尼世界。

57

在功能性健康导师的启发下，佳梅再次描绘她的梦想："我想在三个月后8月底，选个周末，和我的女儿们一起去苏州郊区的穹窿山。我想在那里待上一整天。上午沿着林荫道徒步环绕整个穹窿山，大概需要两个小时。因此中间可以吃点喜欢的零食，短暂休息1~2次。我可能爬不到山顶了，所以，我想环山徒步，边走边从不同角度欣赏穹窿山的风景。我还要拍照留念，回来分享给朋友们。中午，我们就在山脚下农家乐聚餐，吃新鲜的山野食物。下午，我想看看是否能不睡午觉，还能精力充沛？如果可以做到，我将非常高兴，因为我想再花两个小时的时间，到山坡上去采集一大篮子的藤草和野花带回家养一阵子。我估计不能常去穹窿山。但每次看到这些花草，就好像我还在山里漫游一样。"

导师逐字为她记录到健康档案里，并大声读了一遍，与她确认："如果这些做到了，你是否会非常激动？"佳梅兴奋地回答："是的！"

为什么要这么具体？因为在通往美好的道路上，阻碍我们的因素实在太多。还记得那些速效逆龄的广告、报道、媒体宣传吗？还记得最近一次失去动力的朋友吗？还记得那些一直说没时间的人吗？……我们自己可能也曾经是其中一员！

实际上，佳梅确实遇到了很多阻力。

她来上一次运动课，路上单程就要花 1 小时，课程 1 小时，然后再花 1 小时回去。为此导师在刚开始调低了课程强度，并把课程时间缩短到半小时，以便她能轻松做到，导师还鼓励她：穹窿山 4 小时穿越，那就先从 2.5 个小时的赶路和运动开始吧！

功能性健身课是每周三、周五和周日的上午进行，这与她负责的老年舞蹈团排练时间冲突。导师就鼓励她：如果能在穹窿山的花草之间舞蹈，那该多么喜悦？

有时她的肩周炎发作，胳膊抬不起来。导师鼓励她：徒步走遍整座山，需要稍微侧重下肢，疼的时候先练下肢，正好让上肢休息吧！

尽管佳梅有很多阻力，但她的目标足够清晰和令她着迷，专业导师又能帮助她把"阻力"一次次转化为动力。佳梅最终按照导师建议，做到了每周 3 次、每次 1 小时的运动安排。在这里可以看到，**你的功能性健康计划并不一定要独自完成。事实上，有一个经验丰富的导师一步一步地指导你、支持你和鼓励你是多么重要！**

这就是为什么我们在这本书最后部分，安排了一个特别项目介绍：《14 天焕发新生计划》，它是你走上功能性健康之旅的攻略，在 14 天时间里，专业导师会展现如何帮助你准备、选择、并付诸实施你的计划，并在关键时刻提供支持。

（二）佳梅有了新梦想

8 月底，佳梅实现了去郊外走走的目标。当导师问她，下一个梦想是什么？她笑笑说："我已经很满足了，这么大年纪，就不要奢望太多了。"

而有趣的是，佳梅在努力实现郊外行走目标的过程中，她的心肺、骨骼肌肉、灵活和平衡等功能也在不断进步。在一次导师组织的羽毛球活动时，她原本计划当志愿者，帮大家看行李。不知道什么时候开始，她也上场了，和比她小二十多岁的伙伴们整整打了 20 分钟球。她感觉好极了！"上次打羽毛球还是四十多岁的时候，没想到 78 了，我还能回到球场！"

打羽毛球并不是佳梅的锻炼目标，但打羽毛球需要的功能：心肺、灵活、平衡和骨骼肌肉，佳梅"顺带"着都练好了。尽管她的心态还停留在"知足常乐"，她的身体功能却没有停止前进的步伐，它会告诉你："来吧！你现在就可以做到更多你喜欢做、和想要做的事！"

你猜后来发生了什么？佳梅在 78 岁到 83 岁的 5 年间陆续实现了以下梦想：

1. 独自坐 8 个小时大巴，回到当年工作过的城市，接受老朋友们对自己 80 大寿的生日祝福。

2. 徒手登上张家界天门洞 999 级台阶，并面对空旷的山谷放声歌唱。

3. 炎炎夏日，走进山谷，体验房车露营、烧烤和篝火晚会。

4. 在这些人生特别际遇里，她交到了无数年轻的朋友。

三、不前进还能怎样？

在写这本书的时候，佳梅又有了新的梦想：高山滑翔、高空跳伞，轻轻着陆在沙滩上……。

如果日子倒着过，看到佳梅梦想实现的清单，你会感觉是励志英雄故事。那个 77 岁一身疲倦的佳梅，那个经历了后来无数次犹豫不决、自我设限、肩周炎不适的佳梅，何尝不是和我们普通人一样，一路走来，常有的也是自卑和恐惧……

但她常说："不前进还能怎样？"

1 个小时和每周 3 次训练（即便疫情居家隔离时，她也坚持自己运动），成为她日程表的一部分。**就好像这件事没做完，其他事情就无法做一样。**而仅仅每周 3 次锻炼，投入 3 个小时，带来的人生乐趣，远远超过了这 3 个小时！

如果你不能抽出时间来投资你的健康，那么你可能需要重新评估你的一些优先事项。你需要决定什么对你来说是最重要的，包括照顾好自己是不是最重要的事情之一？

　　佳梅从一个小小的梦想开始，只是她尽量做到了，就慢慢与众不同。因为当实现小梦想时，她收获了更多的功能性健康储备，就自然而然有"实力"去尝试设定一个更大的梦想，如此循环下去，不知不觉中，她的活力超过了她的想象！蓦然回首，她已然成就了图 1-1 上的"高线"人生，变成了那个"别人家的健康 50 岁+ 神话"。

　　那么你呢？**你的第一个小小的梦想是什么？什么事情是你在"不年轻"的自由时光中喜欢做的和想要做的？**尝试写下一行愿望吧，给你城市里的 50 岁+ 功能性健康导师打个电话，请他助你将梦想转变为更加"清晰和令人激动的目标"，并为您量身定制一个功能性健康计划。14 天后，你就会开始看到改变。并且，只要你开始行动，你的梦想清单就会越来越长，而你也将终生不断缔造自己的奇迹。

四、现在让我们进入下一阶段：行动

（一）我们的运动是独特的

当你来到我们的运动课堂，你很快就会发现：功能性健身课并不是你所想象的那样！

它们具有挑战性，又很容易。它们还很有趣！和你从事过的其他运动都不一样。

没错，你会做一些动作，挑战你的身体和认知，但又很容易。这听起来很矛盾，但它真的很有道理。比如：你会以地面平板撑的姿势开始，到站立、手举过头顶结束，而不会比赛谁能做平板撑 5 分钟；你会拿着哑铃不断提起放下，同时快速走路，就像拎着一袋子菜匆匆赶回家一样，而不会只做简单的哑铃弯举。这就是区别。有挑战，但又很容易！

没错，既有挑战、又很容易，而且课程还很有趣！它不会是"上跑步机或固定自行车 20 分钟"的锻炼。功能性健康导师为每个客户设计个性化的训练计划，而实施的时候，通常是让你和其他伙伴们一起运动，且过程中有说有笑。比如：

两人面对面一边小碎步一边猜拳，输的人马上转身逃走，赢的人去追赶等。（不用担心不了解这些动作名称，到现场看一下就能瞬间明了）。

比起一次只调动一个功能领域，功能性健身需要调动整个身体和大脑。我们将用各种各样的组合运动和逐渐进阶来挑战你。

这样一来，每一节课也都是不同的。我们要让你的身体和大脑，非常善于适应不同类型的运动模式！

比如：周三，我们可能会使用皮球练习来提高心肺、灵活和手眼协调；周五，我们可能会分组做"你扔垃圾、我来捡"的游戏，结合有氧运动、深蹲站立来加强心肺、骨骼肌肉和认知；而到了周日，我们会增加一些气垫上站立为基础的练习，来提高平衡，并训练你腰腹部的力量。可能的方案是无限的，但都紧紧围绕你的目标，让你悄悄变强大！听起来很不错，对吧？

6 个月后，你会发现你已经学会了上百种不同的动作和练习，而这张清单还在不断增长。你不仅会在身体上更强壮，对自己的学习能力也"刮目相看"，原来"我能做到"！这会让你有信心去尝试任何你想做的事情。

我知道，你可能已经迫不及待地想知道"功能性健身课程"到底是怎样的？看看它能怎样帮到自己？参加本书末尾推荐的《14 天焕发新生计划》是个更加直观的选择。但你也可以读完接下来的章节，再多了解下。

接下来的四章，我们将六大功能领域分为三类，帮你一一解码如何用轻松、快乐和大道至简地方式，来帮助我们每一个平凡的人创造"变老，但保持年轻健康"的奇迹。

这四章分别是：

- 锻炼心肺和骨骼肌肉的新方法
- 为了更快乐而锻炼平衡、协调和灵活——舞蹈篇
- 为了更快乐而锻炼平衡、协调和灵活——乒乓球篇
- 运动塑造健康的大脑

第六章 锻炼心肺和骨骼肌肉的新方法

　　杨婷是大家公认的"勤劳孝顺能干"的女性。她的健康水平也高于常人平均水平。她今年刚过 50 岁，是一家公司总经理。她非常热爱这份工作，就如同她热爱生活和家庭一样。走路到附近农贸市场采购最新鲜的食材，亲自下厨；保持家里几十盆花花草草绿意盎然，并且摆放在最佳的位置；推着轮椅，陪伴半瘫痪的父亲周末晒太阳，都是她家常必做的。她因此一整天都很忙碌，虽然公司有瑜伽课，但她也只是偶尔去"打打酱油"，因为她感觉，这些家务的"运动量"也足够了。

　　最近几个月，她从地上抱起花盆站起来时，会腰疼；出席活动，穿几年前做的旗袍，要吸气才能保持腹部扁平；她感觉手臂也需要塑形，才能自信地穿那件最钟爱的无袖旗袍。她从 APP 里下载了哑铃手臂操，但每次举到头顶，下背部会感觉紧张，几个月下来并没有什么效果，反而让她感觉没有以前那么有精力了。而过去，她一整天都能享受"快节奏生活"的乐趣。

实话实说，杨婷不超重，但她也不健康。她很想继续享受辉煌的事业，并且继续做那个生活圆满且迷人的女性，有着苗条的腹部、让人羡慕的健美手臂。

杨婷和城里 50 岁+ 功能性健康导师签了合同，认为他可能会帮助她"最终"增强腹肌和手臂，并且希望运动过程不要太累。在和她的第一次访谈中，导师发现她的日常活动并不均衡。她则反复和导师强调不要安排跑步、游泳和走路等，因为她不喜欢枯燥重复的动作。

其实长期以来，**她从事的只是"家务劳动程度"的功能性活动，而漫长岁月中可能出现的挑战要比家务劳动复杂得多。**

她需要减少相当一部分家务劳动，以便腾出时间和精力做更多让身体更有功能的运动。具体来说，她需要限制家务级体力活动，每天不超过 1.5 小时，而不是现在的 5 小时。同时增加每周 3

次、每次 1 小时的 50 岁+ 功能性健身课程。杨婷听到这个建议后有些愕然。家里家外一大摊子的事儿，自己做得到吗？但她必须相信这个新安排，因为她一直以来的做法并不奏效，是时候做出改变了！

杨婷开始通过每周 3 次、每次 1 小时的功能性健身课来锻炼骨骼肌肉和心肺。在这些课程中，她专注于复杂的练习，并挑战其他功能领域。

一、实现良好的有氧运动组合

开始的两个月，她专注在有氧运动。

导师首先获得了她家务活动的平均心率，然后从增加 5% 平均心率开始，为她安排有氧运动，这样，她基本感觉不到额外疲劳。杨婷的身体非常协调，能很快掌握新的动作，她学到了新的功能性有氧动作。比如：高抬腿、左右冲拳、水平拉弹力带、左右滑步、深蹲接单腿站立、双手合十过头举等。每节课都不一样，而且都是全身性的运动。

在上课过程中，导师教她用自我感受监测并保持目标心率。慢慢地，她在给定时间内能做更多次数的动作了，直到练习的最后一分钟都可以做到，而心率仍然保持在目标值。

接着，导师开始升级挑战，把杨婷的目标心率再次提高 5%，同时教授她新的功能性有氧动作。如此循序渐进，2 个月后，杨婷已经达到了她这个年龄段的理想有氧运动心率，并能轻松上完一节课，动作频率比最初高很多，而她能做的动作，也比最初更加复杂和更具挑战性。

此时，杨婷的有氧运动效率大大提升。她并不需要每天 5 小时、每周 35 小时的家务，她只需要每周 3 次、每次 1 小时的功能性健身，就能让身体具有更好的功能性（包括她期待的燃烧更多脂肪）而不感觉很累。这是不是很酷！节省下来的时间，可以做好多其他事情。

对于有氧运动的传统认知，长期以来都被过度地宣传为"重复！时间越长越好！"人们常常错误的认为，选择 1~2 个项目（跑步、游泳，打球），从每次 20 分钟，延长到 30 分钟、45 分钟、60 分钟，就是正确的有氧运动了，就能保持身材了。这让很多不打算成为跑者、运动健将的人望而却步。

但杨婷的案例告诉我们，**跑步、游泳等不是有氧运动的代名词，任何能提升你全身功能（包括最高效率燃烧脂肪的功能）都是有氧运动**。你要是做错了，那就真错了！

二、意外的收获

回到杨婷的案例，从第 3 个月开始，在杨婷的状态（压力、睡眠、情绪、饮食等）都很平稳的日子，导师会在她的有氧心肺运动课堂上拓展她的无氧心肺功能：增加一些轻的负重，做 1 分钟高强度的运动，然后简短休息，循环几次。通常这会放在课程中间。前后依然是有氧运动。哦，别误会，功能性健康导师从来不会在她锻炼的时候，大声提醒："开始无氧，开始有氧。"相反，有时，杨婷自己会得意得告诉导师："这是我的无氧运动时刻吗？哇，我要冲刺一下！……"

她对于这样的安排充满期待，她说："我告诉同事，每次来上课都很好奇今天要'玩'什么？但我又很确定我能做到！"

研究表明，较长时间有氧和较短时间无氧运动穿插练习，能有效地激活肌肉，即使在锻炼结束之后，肌肉仍然在一个更高、更剧烈的水平上运作。这意味着，更加高效地燃烧脂肪，这对繁忙的杨婷来说是多么好的安排！

事实上，她很快发现她的收获远远不止于此。公司组织去黄龙洞团建，大家需要"一口气"通过一个堆满大石头的洞窟巷道。虽然只有 100 米的距离，但很潮湿，要不停地上下翻越大石块，使得这段旅程有些艰苦。她虽然不是第一个到达洞口的，但她只用了 5 分钟时间就迅速恢复，继续在山里徒步了两个多小时。而有些同事，出了洞口就回旅馆，再也走不动了。

正是因为杨婷提前储备了良好的无氧心肺功能，才得以继续旅程；而其他人没有这个储备，只好扫兴而归。这段时间仍然是每周三次课，但杨婷的身体却收获了更多！

当然，除了有氧、无氧供能系统，她的心肺功能训练计划还包括锻炼磷酸肌酸供能系统。未来岁月里，需要突然跳上最后一班公交车；或者需要把九十多公斤体重老爸和轮椅推过一个减速路障，运用的就是磷酸肌酸系统。这些对于业务繁忙、要照顾日渐衰弱老爸的杨婷，何尝不是需要的呢？

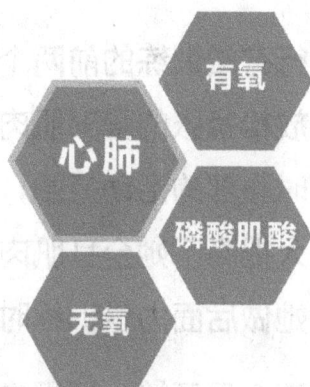

图 6-1 功能增龄训练模型（节选）之心肺功能

（图片来源：Functional Aging Institute, USA）

一个高效的心肺功能锻炼，关键是多样化！既有有氧、也有无氧和磷酸肌酸系统。而 50 岁+功能性健康导师知道如何巧妙、适时和平衡地组合。随着时间的推移，它们会变强大，并在你需要前就做好了准备，而不是"功到用时方恨少"。而对于当下，每次运动中做不同类型的心肺功能练习，又让课程变得很有趣！

现在，让我们来看看杨婷的"新式"骨骼肌肉锻炼方法。

三、多维度力量训练

在杨婷进行有氧训练的前两个月里，导师同时教会了杨婷放松紧张的腰部肌肉，纠正了她在做大幅度动作时腰部的活动范围，同时，科学的有氧训练也大大提高了她全身肌肉的柔韧度。这些"准备"使她做后面力量训练时更加安全。

还记得第三个月开始，课程中增加了一些负重训练吗？这样的安排一方面练习她的无氧心肺功能，但同时也在练习她全身的力量，包括手臂和核心肌群的力量。这类力量练习通常设计成"全身功能性任务"。杨婷会练习蹲下、旋转、推、拉、扛；也会在地板上坐着、跪着练习；她还会站立向前、向后、向上、向下、侧向、单腿转动、双腿转动；她还将以不同的速度进行力量训练；并且大部分时候以轻负重来练习（会根据生活需要包含一些较大的负重，但不会出现举重）。

为什么要这样做？因为在现实生活中，我们的身体注定要在三维空间中缓慢、或者时快时慢地运动。有时徒手、有时负重。想想爬楼梯，它不仅需要力量、还需要速度来有效地向上移动、还要转弯。哦，如果楼梯尽头是你的房间，你要推门进去，可能需要拎起椅子，甚至举过头顶搬到另外一个房间……。

杨婷练习的内容同时也为她今后可能会从事的常见体育运动和剧烈活动，准备了"基本功"，比如滑雪（不稳定表面蹲且保持平衡等）和登山（连续弓步并保持平衡等）。

在设计杨婷的力量训练时，功能性健康导师考虑到她想要迷人的手臂和腹部，设计了所有她喜欢做但不同的动作。比如：她会做双手体侧肩推举哑铃，同时做单腿前后弓步；她会把一个沙袋从左肩贴着身体摔到右肩，这些都会让她的上肢、下肢和腰腹部肌群力量同时得到强化，还提高了平衡能力。

12 周后，杨婷拥有了精致健美的手臂，大家都很羡慕她；穿旗袍时再也不用屏住呼吸了；而且她还拥有了腹部和手臂的功能能力，这意味着她可以更加轻松地在舞池旋转，而不只是穿着礼服站在那里的"橱窗模特"；她能拎着超过过去 2 倍重量的菜走 10 分钟回家，而不感觉手臂酸痛难忍（如果开车去买菜，停车位实在很难找，你懂的！）。她精力更加充沛，她的生活和工作日新月异，充满了新的灵感！而她已经 50 岁，这是多么美好的状态。

在这些调整过程中，杨婷告诉我们，她过去一直认为：力量训练会让她的手臂和腿部变粗壮，行动缓慢，就像结实的大猩猩；而家务劳动量那么大，也是有氧运动，没有必要再做"枯燥"的有氧。但现在，她觉得自己似乎找到并补上了认知拼图中错失的几块。她很享受这些对她身体的新要求，并注意到了不同之处。

直至今日，对骨骼肌肉锻炼的狭隘看法，仍然催生着一些单关节、单一方向（向前、向后、向上）的训练计划，通常是在机器上或在举重器械上训练。听到最多的是"今天练习某块肌肉"，比如：二头肌、背阔肌等。你不能扭转、不能旋转、不能转弯、不能改变方向，但会不断增加负重，并以为这就是正确的肌肉锻炼了，就能保持身材了。其实在现实生活中，你需要的不仅仅是在大多数健身俱乐部里都能找到的单关节、单一方向运动方式，而是更多。

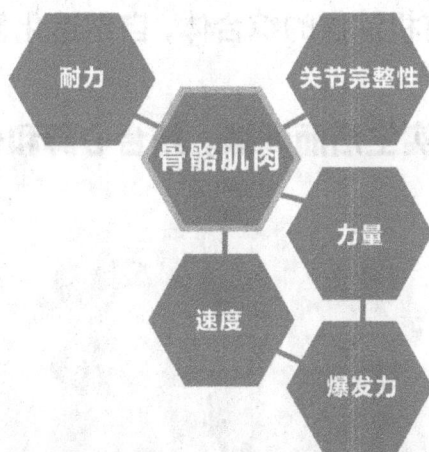

图 6-2 功能增龄训练模型（节选）之骨骼肌肉功能

（图片来源：Functional Aging Institute, USA）

随着年龄的增长，为了保持强壮，我们需要力量训练，但还要降低心脏病、骨质疏松症、关

节炎和 2 型糖尿病的风险，同时，还要为未来的生活活动做准备。在帮助杨婷收紧腹部和手臂时，我们将更多她即将关心、但还没关注的领域纳入到负重训练中。我们不仅练习杨婷的力量，还扩展到了耐力和关节运动幅度，并且是全身性的，包含了手臂和腹部。而且我们没有设计这两处单块肌肉的练习，不用固定器械，因为它不那么有效，而是设计复杂动作，因为人的身体是更加精密复杂、有机浑然的综合体，自然造化便是如此！

四、为现实生活而训练，结合心肺和骨骼肌肉

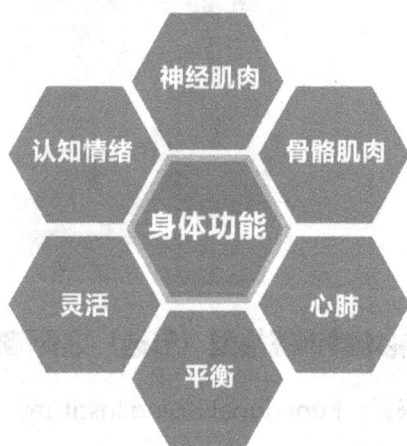

图4-1 功能增龄训练模型（节选）

（图片来源：Functional Aging Institute, USA）

还记得图 4-1 吗？杨婷练习的功能被归为骨骼肌肉和心肺功能。传统认知中的力量训练，是骨骼肌肉功能的一小部分，有氧运动也只是心肺功能中的一个子功能。

我们放弃了单一功能、甚至单一维度的练习方法；我们选择了一个加倍回报你的方法——全身功能性任务训练法。你在现实生活中需要做什么动作，我们都会帮你想到。 通过把力量、耐力、爆发力、有氧、无氧和磷酸肌酸系统训练相结合，最终你会在有限的时间内变得更强大、更健康，这样你就可以过你想要的生活，并且没有限制！

杨婷的案例带给我们的思考是：

做更多？还是做正确？

参考文献

1. Gillen JB, Martin BJ, MacInnis MJ, Skelly LE, Tarnopolsky MA, Gibala MJ. Twelve weeks of sprint interval training improves indices of cardiometabolic health similar to traditional endurance training despite a five-fold lower exercise volume and time commitment. PLoS One. 2016; 11(4):e0154075. Published 2016 Apr 26. doi: 10.1371/journal. pone.0154075
2. Islam H, Siemens TL, Matusiak JBL, Sawula L, Bonafiglia JT,

Preobrazenski N, Jung ME, Gurd BJ. Cardiorespiratory fitness and muscular endurance responses immediately and 2 months after a whole-body Tabata or vigorous-intensity continuous training intervention. Appl Physiol Nutr Metab. 2020 Jun;45(6):650-658. doi: 10.1139/apnm-2019-0492. Epub 2019 Nov 29. PMID: 31782930.

3. Archila LR, Bostad W, Joyner MJ, Gibala MJ. Simple bodyweight training improves cardiorespiratory fitness with minimal time commitment: A contemporary application of the 5BX approach. Int J Exerc Sci. 2021 Apr 1; 14(3):93-100. PMID: 34055156; PMCID: PMC8136567.

4. Cartee GD, Hepple RT, Bamman MM, Zierath JR. Exercise promotes healthy aging of skeletal muscle. Cell Metab. 2016 Jun 14;23(6):1034-1047. doi: 10.1016/j.cmet.2016.05.007. PMID: 27304505; PMCID: PMC5045036.

5. Fragala MS, Cadore EL, Dorgo S, Izquierdo M, Kraemer WJ, Peterson MD, Ryan ED. Resistance training for older adults: position statement from the . J Strength Cond Res. 2019 Aug;33(8):2019-2052. doi: 10.1519/JSC.0000000000003230. PMID: 31343601.

6. Létocart AJ, Mabesoone F, Charleux F, Couppé C, Svensson RB, Marin F, Magnusson SP, Grosset JF. Muscles adaptation to aging and training: architectural changes – a randomised trial. BMC Geriatr. 2021 Jan 13;21(1):48. doi: 10.1186/s12877-020-02000-0. PMID: 33441116; PMCID: PMC7807501.

第七章

为了更快乐而锻炼平衡、协调和灵活

——舞蹈篇

丽群老师今年 55 岁，三个多月前从大学退休。闲不住的她马上加入了市退休老教授舞蹈俱乐部，学习中国舞。那是她高中时代的梦想，因为个子矮，当时没被选上。后来工作繁忙，就再没机会接触舞蹈了。

最近正好在排练《林海雪原》。有一段舞要连续旋转三圈表现狂风暴雪。她只转了一圈就头晕，而且立定后，十次有九次和大家的方向是相反的。这让老师很头疼。

幅度稍微大一些的动作，比如单腿站立、高举手的同时直腿微微后提起，表现在风雪中意志坚定的动作，她会左右摇晃。即便后提腿改成脚尖点地，她也还是摇晃。老师又帮她改成了手叉腰，同时脚点地，她才勉强站稳了。

为了表现出解放军克服风雪前进，这个舞蹈设计了变化多样的行进步伐。比如：脚、手的左、右协调；向前、向后的变化；还有连续滑步、高抬腿等。这些都是丽群的"鬼门关"。无论她如何预习，都比大家慢半拍。她能明显感觉到那慢了的半拍，是自己在思考出哪只手和哪只脚。

为了让她不影响大部队排练，老师给她安排了动作最少的旗手角色。她只要按指定方向挥舞红旗即可。但是她垂直举旗，却总是有点歪；横举也是不平的；其他各种角度举旗就更困难了。更糟糕的是，为了表现旗手的坚韧不拔，她需要从单腿跪姿挥舞着红旗，直接站起来，而她却只能把旗杆当拐杖撑起来……。

虽然大家都鼓励她："都是一把年纪的人，来学习不是为了当舞蹈家，开心就好。"但是，丽群知道，如果在动作上打太多的折扣，舞蹈要表现的精神就很有限了，大家都会失去自豪感，而她也可能会失去这些朋友。而且舞蹈队每年都有游学计划，这次《林海雪原》排练好，夏天他们会去大兴安岭旅游，并为那里的老年大学伙伴演出，这能认识更多热爱舞蹈的老伙伴。

幸好丽群没有放弃。

回想高中时展现的潜力，她认为自己跟得上大家的学习节奏。而且，享受和朋友们在一起跳舞的快乐，以舞结友，这个梦想她 18 岁时错过了，现在不想再次错过！为此，她找到了本城的 50 岁+ 功能性健康导师来帮忙。

事实上，丽群的耐力、力量和有氧心肺功能都不错，她可以自己刻苦练习半天都不觉得累；而且她体形良好，日常家务活动中动作也很协调。但她显然还不够"功能性健康"。导师要求丽群减少去舞蹈队的次数，从天天去减少到每周 1 次，且停止自己加练舞蹈，因为这些都没有效果。她不需要练多，但需要练正确。功能性健康导师为她制定了计划，每周 3 次课，每次 1 小时，改善她的平衡和协调能力，以及她的部分灵活性问题。

对于减少舞蹈练习，还能达成梦想，丽群有点迟疑。但她选择相信导师，开始尝试。

一、需要锻炼平衡能力

最初 3 周，丽群的重点是平衡。

正如图 7-1 所示，平衡是一种复杂的功能。**一个人的平衡功能要最优，必须拥有姿势策略、多感官（视觉、前庭和躯体感觉）、重心控制、体适能等功能。**

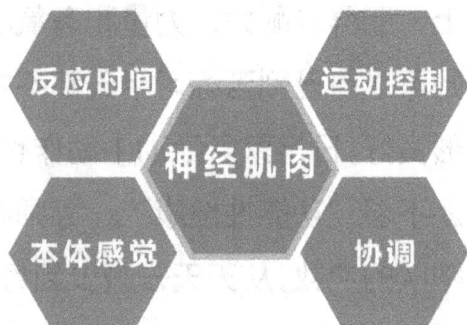

图 7-1 功能增龄训练模型（节选）之平衡功能

（图片来源：Functional Aging Institute, USA）

导师经评估发现，限制丽群舞蹈表现力的是：

1. **多感官中的前庭功能：** 我们的前庭系统在

我们的内耳内。它告诉我们头部在空间中的位置，使我们在前后、左右摇摆和旋转时不会感到头晕。

2. **重心控制功能**，它是我们保持身体重心（肚脐周围）始终落在支撑脚（两只脚、或者一只脚）上的能力，这样我们才不会摔倒。

显然，丽群转圈头晕是前庭功能的问题，而动作幅度变大后，即便脚尖点地站立也无法站稳，则可能是躯体感觉和重心控制能力弱所致。

导师指导丽群从简单的练习开始，比如：

• 原地并腿站立，头部左右轻轻晃动；然后慢慢过渡到前后脚站成一条直线，同时头部左右轻轻晃动。

• 随着平衡能力的提高，进一步挑战丽群单腿站立并让手臂慢慢舒展的能力、以及让她的头部跟着手的方向上下、左右转动，开始踮起脚尖走路、转变方向走路、更加快速走路，逐步接近舞蹈动作的要求！

听上去是不是很神奇！这种多维度、循序渐进的练习方法帮助丽群在三周内明显改善了平衡能力。当她再次回到舞蹈队排练时，惊奇地发现自己转圈不会马上头晕了；叉腰单腿站立动作也进步到了肩平举单腿站立。尽管她还不能完全跟上大家，但减少排练反而进步更快这一点，既让她兴奋，也让她的队友们感到惊奇。

实际上，丽群不仅拥有了舞蹈需要的平衡技能，今后她的整体功能健康也会受益。

二、"平衡"的秘密

我们已经知道平衡是如此复杂。多感官、姿态策略、体适能、重心控制等，这些子功能精巧配合，控制着我们的身体前倾不倒；快速地趴到地板上而不是像门板一样直挺挺地摔下去；一动不动地站着而不会摔倒；或者从房间中间走过去而没有歪到墙上……而我们无需思考就能做到！

这个令人不需要思考、非凡而又基本的生活能力，是建立在各项子功能健全、且能够相互配合的基础上的。丽群出现了其中两个方面的问题，就开始影响到她学习舞蹈，要是未来岁月更多方面出现问题、或者某一方面出现更大的问题呢？这就是为什么我们要用多维度的方法来训练丽群的平衡能力，而不是我们耳熟能详的"金鸡独立"之类单一维度训练法。

50 多岁的人很容易把平衡能力逐渐减弱视为自然衰退过程。随着年龄的增长，并不会有医生告诉你得了"平衡下降病"。往往是某一天醒来，你突然发现、甚至不敢相信自己的身体和感觉已经不能控制自己的自主活动，就像丽群发现自己的身体在转圈时无法给自己安全感了，开始影响自己的梦想了。也许她会慢慢不能跳舞了；然后不敢从拥挤的电影院人群中走过；担心不扶着门框迈过故宫门槛会摔倒；出席儿子的婚礼时，要小心翼翼地走上那个有点摇晃的临时舞台；无法和未来的孙子一起荡秋千；甚至放弃在公园草坡上溜狗等等。对于平衡的不自信会逐步蔓延到生活的各个方面，自己需要做的事和喜欢做的事都无法获得安全感。

在生活中有能力控制身体的自由移动、信任你的身体和感觉是多么的重要！我们希望你不要在失去它们时，才注意到！

三、良好的协调和灵活性也不可缺少

在"初战告捷"后，丽群的信心大增。从第4周开始，她开始重点解决以下问题：

1. 无法徒手从地面站立起来。

2. 无法手脚协调。

3. 挥舞旗帜位置不到位。

其中1属于灵活性功能，2和3属于神经肌肉功能。

丽群再次开始了多维度的灵活性训练，并从简单到复杂：刚开始只是单腿跪姿，导师会从各个角度轻轻推她，并要求她尽量做到纹丝不动。这里的秘诀是核心（腰腹部）的稳定性。幸好丽群拥有良好的核心力量，缺乏的只是不知道什么时候要快速调动这些肌肉群，就像她有军队，但不懂何时派遣一样！随着她的大脑对核心的调动能力越来越强，导师会"突然袭击"，让她从"有准备"到"无准备"，再到"瞬间"都能快速调动核心肌群。

这一步做到后，接下来逐步挑战她的双手姿势：从抱在胸前、"缴枪不杀"、到高举双臂做出不同角度的动作，并融入腿部动作：从单腿跪姿、微微离开地面，直到起身站立的大幅度动作。

丽群并没有在功能性健身课堂上练习举旗帜。可她仅仅训练了四节课——两周之后——她在舞蹈队排练时就成功地完成了这个动作。大家都非常好奇地问她怎么"突然"就会了？她高兴得像个孩子似的，回想起那些多维度的灵活训练，一时不知从何说起！

她只知道，所谓"突然"并非突然。

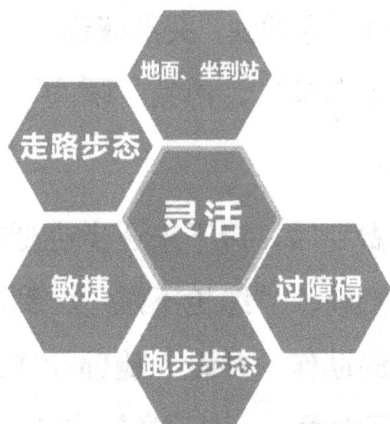

图 7-2 功能增龄训练模型（节选）之灵活功能

（图片来源：Functional Aging Institute，USA）

丽群遇到的问题是：从地面或跪姿站起。其实在生活中，即便不是跳舞，也有许多机会要我们完成类似的任务。比如：草坪上盘腿野餐，结束后站起来；东西掉到床底下了，趴到地面找到，然后站起来；旅游时坐在农家低矮的小板凳上聊天，然后站起来！

良好的灵活性就是帮助我们"在熟悉和陌生的环境中畅行"的能力。

但是有意思的是：现代科技文明和尊老爱幼的社会文明，正在大大减少日常生活对于灵活性的需求。随着年龄增长，我们几乎不会去挑战自己过障碍。我们去办公室，然后回家、买菜、看电影、逛商场。我们每天都过着同样的生活。在所有这些地方，我们通常不会发现很多意外的障碍和坡度。去老年公寓参观，会发现那里甚至都做了"适老化"改造，没有任何障碍！绝对安全！

但当你有机会去远足，你会突然意识到需要跨过三个树墩、穿越不平坦的山坡、爬过河边巨石，这多么具有挑战性！你可能会去跳舞或者打乒乓球，你突然意识到需要单腿跪姿摇旗呐喊着慢慢站起来；要绕过桌脚救球，这比我们习惯的日常活动需要更多的灵活性。

你是等到发现这么多问题时再寻求帮助？还是提前准备好，随时可以享受生活赐予的愉悦？功能性健康导师会帮你按照后者来规划。事实上在丽群的案例中，在她发现第一个灵活性问题时，功能性健康导师就开始全面挑战她所有灵活性功能。典型的一节课是：要求她尝试站起来后立刻小碎步移动，然后走上松软的垫子，在狭窄的椅子过道里倒退行走，最后回到原点，回到单腿跪姿。而下一节课的训练内容又完全不同。这就是多维度训练、全功能挑战的思路。

丽群的灵活性问题并不算多，对这个方面感兴趣的读者可以阅读下一章，会有更详细的介绍。

四、锻炼协调能力

丽群的手脚协调问题属于神经肌肉功能。如图 7-3 所示，这个神经肌肉功能包含了反应时间、运动控制、协调性和本体感觉。丽群的问题只是其中的一部分。

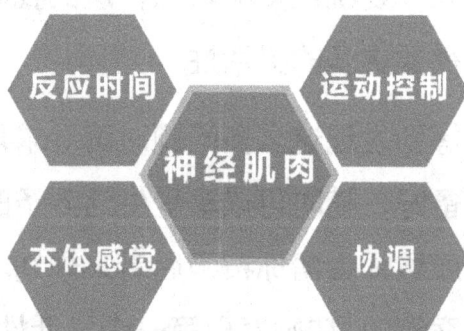

图 7-3 功能增龄训练模型（节选）之神经肌肉功能

（图片来源：Functional Aging Institute，USA）

在健身房挑战神经控制肌肉的能力？

这听起来更像是脑梗或者中风患者在医院接受康复治疗。但这确实是专业功能性健康导师的另一个优势。他们知道如何通过运动来驱动神经对肌肉更好地控制，但不是在你脑梗以后，而是在你独立和快乐生活的那些岁月里！这包括：

1. **对大脑指令的快速反应**，比如：当杯子落下时你能快速接住，避免摔碎；当开车经过十字路口突然遇到横穿的电瓶车时，你能及时刹车，避免车祸

2. **运动控制**，比如：能快速准确穿针引线；能用筷子夹起碗里的小黄豆送进嘴里；能用毛笔写字。

3. **本体感觉**，比如：知道自己的身体处于空间中什么位置，就像丽群需要做到的那样，横做到水平，竖做到垂直。

4. **协调**，能很快学会各种新动作，比如：打乒乓球、羽毛球，跳中国舞、爵士舞、健美操，就像丽群想要做到的那样。

这些功能都是依赖大脑神经系统控制身体来完成。

想从事的运动模式越复杂，需要调动的子功能就越多；反过来，如果坚持多维度子功能的学习，大脑受到的反馈刺激也越全面。

由于大脑控制人类几乎所有运动，一旦神经肌肉功能改善，就可以收获"一通百通"的效果，好处是巨大的！这意味着你可以做许多需要做、喜欢做和想要做的事情，而不需要穷尽一生去逐个学习了。

所以对丽群来说，这意味着，不仅需要补足她当下遇到的横平竖直、对侧手脚协调功能，最好还要挑战她全部的神经肌肉功能。

典型的一节课中，她会学习 2~7 个新动作，用到不同的设备器材。例如：她会做侧弓步体前传递球给对面的人，然后向左转，下蹲接住对面抛来的球，然后向右转，侧弓步体前传球还给对面的伙伴。流畅地完成后，会增加动作，增加设备器材等。直到她不知不觉中能在一堂课上，把新学会的所有动作记住并流畅地串联起来，这种能力难道不是舞蹈、太极、羽毛球等体育运动的基础吗？

而且这些练习很有趣。是的，很有趣！丽群常和她的舞蹈队朋友说起："我不知道明天会去练习什么？但我知道时间过得太快了，还没'玩'够就结束了！"这也是为什么在小团体中运动比独自锻炼更有优势的主要原因之一。伙伴们不仅互相激励和支持，而且也会一起欢笑——有时是自嘲，但从不相互取笑，总是一起开怀大笑——大家"玩"得很开心！

五、平衡、协调和灵活让生活更加优雅快乐

在 3 个月的时间里，丽群每周训练 3 次，完成了很多复杂多样的练习，以便能应付任何未来的挑战，包括她正在努力的《林海雪原》舞蹈。

当夏天来临时，她和她的伙伴们如愿踏上了梦寐以求的大兴安岭舞蹈之旅。回来后，她继续进行功能性健身训练，同时学会了很多新的舞蹈，

也在老伙伴中更加活跃和受人欢迎。

平衡、灵活和协调这三者都是过上"有味道"生活的必要条件。

- 当我们开始上下楼梯时，你能轻松控制，并和伙伴继续闲聊热点话题。

- 当我们和伙伴跳舞时，你能快速学会，并有闲情雅致欣赏优美的音乐。

- 当我们在山林间轻松地闪转腾挪来一次"探险"时，还能陶醉于鸟儿鸣叫。

如果你拥有这些能力，你想做的和喜欢做的事情会增加不少，而且乐趣倍增。而如果你过早丧失这些能力，可能就会被迫放弃许多想要做、喜欢做的事情：因为担心平衡性不好而放弃徒步旅行和骑自行车的机会；因为不能爬进或爬出船仓而放弃邮轮旅行；因为不具备户外探险所需的身体素质而只能参加"到此一游"……。

今天你的平衡、协调和灵活能力可能还不会让你感到失望，特别是当你的活动空间主要是灶台和讲台、菜场和职场。但如果未来几十年中，你有机会走到了山林、湖海、陌生的地方！你在保持平衡、协调和灵活功能方面提前储备地越多，你在生命中能继续做到的需要做、想要做和喜欢做的事情，就会越多。

参考文献

1. Azarpaikan A, Taheri Torbati H. Effect of somatosensory and neurofeedback training on balance in older healthy adults: a preliminary investigation. Aging Clin Exp Res. 2018 Jul; 30(7): 745 -753. doi:10.1007/s40520-017-0835 -3. Epub 2017 Oct 23. PMID: 29063490.
2. Rezaei K, Nami M, Sinaei E, Bagheri Z,Kordi Yoosefinejad A. A comparison between effects of neurofeedback and balance exercise on balance of healthy older adults. J Biomed Phys Eng. 2021 Dec 1;11(6):713-722. doi:10.3166 1/jbpe.v0i0.1203.PMID:34904068; PMCID: PMC8649161.

第八章

为了更快乐而锻炼平衡、协调和灵活

——乒乓球篇

相信读完前一章，关于平衡、协调和灵活功能对于生活质量的提升，你已经有了更加清晰地认识。但可能你并不是舞蹈爱好者，对丽群遇到的问题，不一定有共鸣。在中国，乒乓球运动比较普及，而球类运动之间又是比较相通的，所以这一章，我们会继续分享一个乒乓球爱好者的案例，希望会对您有所启发。

一、爱乒乓的瑞金

瑞金 65 岁，是一位退休老干部。看着孙子长大上学了，自己有了更多时间，就盘算着到附近的老干部活动室打乒乓球，也能和老同事们经常聚聚。瑞金上次打乒乓球还是小学。时隔半个世纪再提起球板，发现自己不会扣杀，也接不住别人的扣球了。不停地捡球，既累又没多大意思。

最近孙子报名了校乒乓球队。瑞金一直是孙子的偶像，更加觉得自己要赶紧提高，秋天孙子10岁生日时好给他露一手。瑞金听说城里50岁+功能性健康导师专门指导上了年纪的人运动，就说明了需求，并按要求寄了一段打球视频给导师。

导师注意到瑞金无法救球和扣球，但能非常稳定地弹接球，这可能和他较慢的反应速度（神经肌肉——反应功能）、以及不能及时控制自己的动作（神经肌肉——运动控制功能）有关。他要么移动过头，要么不到位。而救球时，往往需要绕过台边（灵活——过障碍功能）、旋转身体（灵活——敏捷功能），他显然不够灵活。而且他总是等球打过来后才做出反应，没有总结对手打球方式的习惯，这让他更容易失去重心（平衡——重心控制功能）。基于此，导师帮助他制定一个多维度训练计划并挑战他的全部功能，每周3次，每次1小时，并且要求他暂时减少乒乓球活动频率。对此瑞金有些疑问，他觉得功能性健康导师不是乒乓球教练（实际上导师的乒乓球技术和他也差不多），这样安排能不能达成目标？要不是担心自己年纪大、太业余、跟不上，他就去找孙子学校的乒乓球冠军教练学习了。

实际上，**功能性健康是基础，是所有生活活动、体育运动的"基本功"，是"摩天大楼的地基"**。好比跨越障碍的能力，运动员可以用来跨栏，特种兵则用来翻墙，也可以用在原始森林探险，或者老年人跨门槛，穿过堆满箱子的地面，以及瑞金救球上。掌握了这个"基本功"，就可以应用到所有需要做、喜欢做和想要做的事情上。这并不是说不需要专项运动教练了。2008 年北京奥运会期间，除了各个运动队有专项运动教练外，还有为所有运动项目服务的功能运动教练。专项运动教练专注该项运动的个性化技术训练；功能运动教练则支持运动员提高技术完成度，并延长运动寿命。大家协作分工，共同提升运动表现。

所以，在瑞金的功能健身课上，他并不打乒乓球，而是会做这样的练习：双人面对面，一边原地小跑步，一人手在上，一人手在下，手在下的人突然翻掌，打另外一人手背，被打到的人马上转身逃走，打的人则立刻去追。这就同时练习了反应、灵活和平衡，还练习了心肺功能呢。

而另外一节课里，两人手里是空的，但模仿各种球的各种扔法。一方需要想象对方在扔什么球，还要想象动作的力度、速度、角度，来做出相对应的接球方式。哦，这可不是一节课就能完成的，最初会用气球，来模仿某一种球，并且只要求一个速度，慢慢会加入更多的变化，并拿走球，直到随时切换自如。这个练习帮助瑞金养成预先判断的习惯，大大减少重心控制不利的问题，还同时训练了平衡、协调和灵活几乎所有的方面。

因为这样训练很有趣，经常是下课时间已到，他和同伴还在玩！孙子看到瑞金发的锻炼视频，也跟过来一起玩。虽然青少年有专门的训练方法，不适合在课堂上一起训练，但导师还是在课后安排了 20 分钟。看着爷爷成了"教练"，孙子一脸崇拜地跟着他口令练习，大家都为瑞金感到骄傲。

想知道你的平衡、灵活和协调功能如何吗？试试本章末**《跌倒了爬起来——平衡、灵活和协调小测试》**。这个简单的测试，同时也是练习。

二、灵活、平衡和协调让生活更加优雅快乐

在接下来 9 个月的时间里，瑞金每周训练 3 次，孜孜不倦地学习各项与球类运动有关的基本功能。同时，导师挑战他全部功能，一旦瑞金掌握了一项练习，导师就会"换档"，融入新的内容：增加另一个障、另一个步骤、新的支撑面、新的设备器材等，以便他能应付未来任何挑战。

当孙子 10 岁生日的时候，瑞金成功兑现了承诺，带孙子到老干部活动室和老伙伴打了一场球。虽然打了个平手，但各种扣杀、救球他都能做了，瑞金终于在孙子心目中树立了一个真正的"球手"形象。而且这样打球也让他和老伙伴们很享受。打球结束后聚餐时，他们热烈地讨论了好多得失策略。要是在过去，他只能保持沉默了。

在接下来的时间里，他除了继续进行功能性健身训练，还尝试了很多新的运动。比如，最近他参加了功能性健康导师组织的匹克球活动。匹克球是一种类似乒乓球的运动，但在地面打，因此随时随地都可以玩，比乒乓球更方便，还能在户外沐浴阳光，"免费"补钙。他还参加了单位组织的老年篮球队。他优化了的功能让他能更快速地掌握这些新运动并融入其中。更重要的是，他扩展了自己的朋友圈。

你可能遇到了和瑞金以及丽群不一样的问题，由于篇幅有限，我们无法一一为您解惑。但读到这里，相信你可能会注意到的一件事：**平衡、协调和灵活功能训练，不同于你可能习惯的运动。它们是新的运动！无论你正在为篮球、足球发愁，还是想学习扇子舞、高尔夫、滑雪，你都可以期待通过功能性健身训练为它们做好准备，更快地融入、并延长你的运动表现。**

我们相信，你的目标是在 50 岁、60 岁、70 岁、80 岁……都能优雅和轻松地活动，甚至能完成所有你想做的事情。只要你愿意迎接任何可能出现的机会，那 50 岁+ 功能性健康导师就能贡献他们独特的优势——知道如何有针对性地训练你，帮助你增加"功能储备"，确保你有一天要用时，能随用随取，充分享受生活的乐趣！

《跌倒了爬起来——平衡、灵活和协调小测试》

1. 在墙边，俯卧在地面，就像跌倒了一样；

2. 然后双手将身体从跪姿支撑到平板位置；

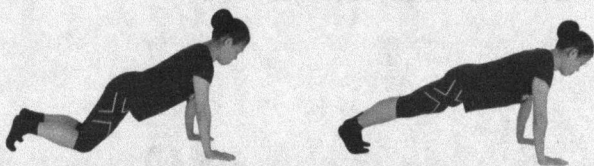

3. 现在保持平板位，开始挑战你的灵活，伸出右脚，贴近身体向前跨，尽量让脚掌落在右手掌边上。而此时，你应该仍然能保持后脑勺、背、臀和脚跟在一条直线的姿态；也许你无法保持一条直线、或者你的右脚无法到达手掌位置，这些说明，你的关节活动度需要提高；

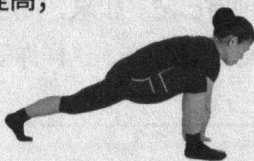

4. 接着，继续挑战你的灵活，并同时挑战你的平衡，试着把双手向右挪一下，让右脚落在两只手中间；

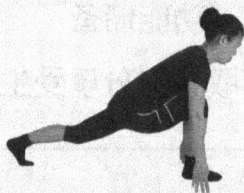

5. 然后，左手支撑，身体旋转，右手垂直指向天空，头也转向右手指尖，脚的位置不变。就像跌倒后挥手呼救一样；也许你无法做到垂直，或者身体因为只有一只手掌支撑，接触面积太小而开始晃动，这说明你的胸椎灵活性，以及你的平衡功能中的躯体感觉、或者前庭可能都需要改善；

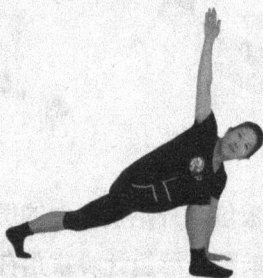

6. 现在，我们将继续挑战你的平衡；深吸一口气，绷住腹部，只靠右脚支撑站立起来，同时左脚顺势抬起到高抬腿位置（左腿大腿和地面平行）。就像你跌倒了，成功地自己站立起来；要是感觉无法站稳，可以手扶着墙做这个动作，这样你就不会摔倒了。

最后，我们来挑战你的协调，在你刚才站起来的一瞬间，同时高举右手，而左手叉腰，保持 3 秒钟。就像你站立起来后，向同伴骄傲地挥几下手，表示你成功了。如果你发现自己手忙脚乱，或者顺手顺脚，说明你的协调性需要提高。

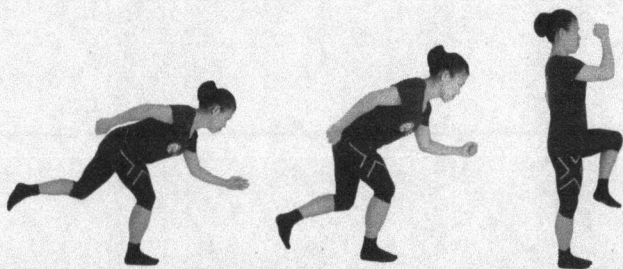

如果你持续练习，就会进步很大，可以尝试闭上眼睛做一遍，毕竟在生活中，我们在夜间摔倒的几率会更高。

一个动作，同时训练你的平衡、灵活和协调功能。

过程中，你努力让身体保持挺直的姿态，无论是地面支撑、还是单手支撑和高举、抑或站立起来（平衡）、离开地面到站立的过程（灵活）、以及起身同时挥舞对侧手一段时间（协调），这些都是日常生活活动的基本技能。

我们把它们编排在一起，让练习变得很有趣。

当你发展这些技能时，你会发现你的平衡、灵活和协调同步变得更好了——无论是靠着墙还是离开墙，睁着眼睛还是闭着眼睛！

参考文献

1. 崔健华. 功能性训练在乒乓球教学中的应用研究 [J]. 文化创新比较研究, 2019, (19): 2-3.

2. 范丽. 功能性训练在乒乓球教学中的应用 [J]. 体育风尚, 2020, (2): 78-78.

第九章 运动塑造健康的大脑

30 年来，国强每天都工作 12 小时，兢兢业业地服务于本市一家大型化工厂。10 年前，他才38 岁就担任了厂长。除了傲人的事业，他还是一位称职的丈夫和父亲。只要没有应酬，他就尽量陪伴家人，教育子女。

除了健身，他没有其他爱好。从青年时期开始，他每周雷打不动会去两次健身房，练习力量。他经常练习的是肩、背、胸、还有核心以及手臂。他很享受器械练习，对于团体训练没有兴趣。担任厂长后，工作繁忙，干脆购买了家用器械，在家练习，既节省时间，还能多陪伴家人。常年的练习，使他的手臂很有力量，特别是穿 T 恤时，上半身肌肉线条非常健美，这让他感觉非常好。

最近 3 年，他每周至少有 2 个晚上有应酬。为了保持体型，国强"戒"掉了晚餐主食，但体检报告还是显示他的血脂不正常。而且，他发现

109

记忆力似乎有点下降。刚开始，他还能靠不停地看日程表记住明天要处理哪些事。渐渐地，这样做也不太管用了。他会在一个会议中忘记下一个会议的开始时间。厂里觉得他"太忙了"，给他配备了 2 名助理，专门负责提醒他日程。

最近在修理家中下水道时，国强想到让自家的下水道直接汇入城市污水总管，一劳永逸地解决问题。于是，他让施工队等他去了解下是否可行，再给答复，但却从此没了下文。一周后施工队再次来询问时，他才想起此事。国强对自己这种"掉链子"的行为很生气。在单位，他一贯雷厉风行；健身时，他也从来不会半途而废。出现这种情况，即便是家务事，也是令他难以接受的。回想起两个助理的"豪华"配置，他开始不安起来，自己是不是老了？大脑没有以前好用了？

他尝试着每周再增加一次健身，并减少一次应酬，让自己更加健康，但这样安排反而更疲累；最近单位组织郊游爬山，他到了半山腰就折返了，觉得自己体能并没有想象中那么好。

现在，让我们实话实说：国强不超重，体型健美（至少上半身），但他也不够健康。国强在一次工厂组织的高管健康活动中，遇到了 50 岁+功能性健康导师。当他听到运动可以塑造健康的大脑这个新理念时，就马上和导师预约详聊。虽然他觉得给大脑健身有点不可思议，他还是委托导师帮他设计改善计划，认为这可能可以帮助他"止住"记忆力和工作执行力下滑。

一、给大脑健身

导师首先让国强停止健身运动。随着年龄的增长，这种依靠器械，孤立地训练一块块肌肉的运动，并不具有足够的功能性，包括对大脑功能提高的帮助也是很有限的。国强在导师指导下，开始了每周 3 次、每次 1 小时的 50 岁+ 功能性健身课。

哦，可别以为他会在课堂上坐下来背古诗词，或者做智力题！实际上他做的练习种类繁多，而且往往不是一个人可以完成的。目的都是为了挑战他全部的功能，包括他所关心的大脑功能。

比如：他需要保持深蹲的姿势用绳子拖着 30 公斤杠铃片向不同方向移动，并且要让杠铃片的中心精确地盖住地标，这些地标是事先铺设好的路线图。这会同时挑战他全身骨骼肌肉、心肺和神经肌肉中的协调功能。而随着功能的提升，导师会把地标拿走，画在纸上，让他看一下，然后凭借脑海中的地图开始移动，看能达到多少准确度，这就挑战到了他的认知功能。

再比如，导师会让他做深蹲或者弓箭步投掷，当然不会用标枪，而是用游泳池里帮小朋友浮起来的泡沫棒。柔软的泡沫棒扔向哪里都不用担心砸坏房间。刚开始，只是要求他投入门框里，接着是投中移动靶。这意味着他要不断转身，决定左手右脚，或者右手左脚，或者蹲下起立，然后瞄准，全身发力，掷出。这几乎挑战了他全部功能：骨骼肌肉、心肺、灵活、平衡、神经肌肉和认知功能。然后导师会增加挑战，比如：提前给出口令先左手（脚），后右手（脚），再左手（脚），要求他按口令出相应的手和脚。这个口令可以越来越长，执行速度也可以越来越快，来刺激国强的记忆能力，但同时也在进一步挑战他的神经肌肉和灵活功能。

你可能会发现，**每当他熟悉一个任务后，导师会立刻挑战更多功能，只要他能做到！**

国强最初是一个人练习。想想几十年来自己一个人做器械训练，他甚至有些排斥集体练习。但群体练习创造了良好的情绪氛围，还让他有意想不到的收获！比如：上面的练习最后演变成四个人围成正方形一起训练。当导师对着 A 喊出某个口令时，要求 B 与 A 的手相反，C 与 A 的脚相反，D 与 A 的手脚同时相反。一旦适应，马上轮换到 B 跟着导师口令，其他人依次相反。这样频繁且集体性地任务切换和配合，不也是企业管理中常见的场景吗？国强对此非常满意，全情投入。**他虽然目前没有任务切换功能（认知功能的一种，本章后面会介绍）的烦恼，但能在健身时全面挑战大脑和身体功能，为未来职业挑战做好准备，而且还这么有趣，是多么有效率的一件事！**

国强渐渐喜欢上了这个被他称为"一起玩"的运动训练法。如果把传统固定器械训练看作是人与器械之间"单一维度"的互动，那么现在"工具＋团队＋多功能挑战"就是"多维度"互动，非常有利于拓展认知功能。

　　在此期间，导师还帮助他规范了饮食。他恢复了晚餐进食主食，学会了健康的"应酬饮食"方法。他仍然保持每天 12 小时的工作量，但不是 9 点到 23 点的节奏（包含午餐和晚餐时间），而是 6 点到 20 点。他不用熬夜了，这让他的大脑和身体更加健康。做到这些，很大程度上要感谢他的夫人。在很长一段时间里，他的夫人成了他的第三个助理，按导师要求计划、执行每日他该吃什么、怎么吃、做睡眠记录，以及提醒他执行家庭作业等。11 个月后，国强养成了更加健康的生活习惯！

　　变化悄悄来临。

　　在一个秋末初冬的早上，国强再次来训练。当闲聊时，导师问他今天单位忙不忙？他一口气列举了十几件今天需要做的事情！而以前他总说助理会告诉他今天的安排。他显然不再依赖助理提醒。实际上他的第二个助理已经被他转岗去做其他更有挑战的工作了！

他的夫人每次都陪同他来练习，非常激动地看到他的变化！而现在，她这个"助理"也可以"退休"了。她也想正式加入训练，改善自己容易疲劳的体质，因为她在国强的课堂上了解到这也会影响自己未来的认知功能。

国强重拾作为领导的自信，而他才刚满 50 岁，生活又有了无限的可能性，也许他能工作到 80 岁！这是多么令人振奋的事情！

二、大脑功能需要维护

这个主题似乎从你离开校园后，就很少提及。你乐于积累工作经验，参加继续教育并与时俱进。似乎我们从来不需要操心帮你做到这一切的脑功能也会有"出问题"的时候。

大脑是一个需要充足的血液、氧气、营养和激素供应才能正常工作的器官。它是我们身体其他部位的"领导"。无论你日常起居、娱乐、工作和完成梦想，都是由它发出指令，调动全身配合完成。世界上最先进的人工智能都不如它智能。这么一个重要器官的功能和其他器官一样，在人一生中亦遵循各位已经熟知的下图之发展轨迹。

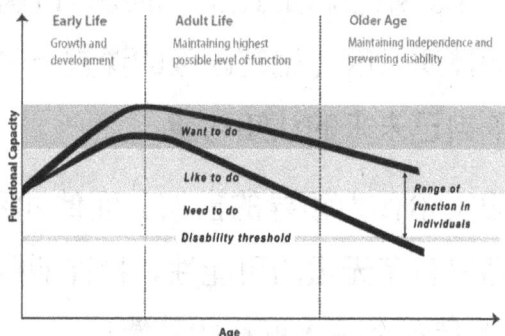

图 1-1 功能随生命周期之发展轨迹

（图片来源：Functional Aging Institute，USA）

成年以后，随着年龄的增长，脑功能开始衰退。"高线"者缓缓衰退，"低线"者快速衰退，且个体差异变大。虽然年龄在其中起到一定的作用，但生活方式差异化造成的影响是不可小觑的。如果不幸走了"低线"，可能刚开始只是影响工作、渐渐则会扩展到娱乐生活，甚至基本生活。脑功能退化，往往波及的是一类生活任务，而不是一个生活任务，因为脑部有着作为"领导者"的特殊性。这意味着，你不只是记不住 A 任务，也会记不住 B 任务；你不只是记不住任务，也会记不住地方、物品、数字、甚至家人！你只能接受子女或者护理机构的照护。而如果我们走了"高线"，那么即便到了生命的终点，我们的大脑依然活跃，可以自己主宰生活，完成任何需要我们做到的事情，甚至是喜欢做的事，以及挑战梦想！

三、生活中常用的脑功能

我们人类到底有哪些生活常用的脑功能呢？

1. **空间记忆和导航系统：**简单讲就是记住方位和位置。这让我们轻松地找到客户公司、以及办公室；或者拿着地图，在陌生国度找到景点；或者最基本的，让我们能找到自己新搬的家和卧室，而不会走到邻居家去休息。

2. **感觉和注意力系统：**简单讲就是运用视觉、听觉和本体感觉，聚焦目标。这让我们能从一堆文件里找到一个 U 盘；或者让我们在拥挤的火车站找到来接我们的家人；或者在黑暗的山洞里，用脚摸索，找到比较平坦的路。

3. **运动控制和学习系统：** 简单讲就是遇到情况，能控制动作达成目标。这让我们通过培训，学会操作公司买的机床；或者让我们能很快适应租来的车去旅游；或者最基本的，从碗里夹住肉，送进嘴里。

4. **思维处理速度系统：** 简单讲就是能根据情况，调整思考和行动的速度。这让我们能在职场上和生活上轻松处理各种轻重缓急的任务；或者跟上八段锦音乐节奏运动；或者最基本的，我们能快速接住掉下来的眼镜，而不是摔碎了再买一副。

5. **执行功能系统：** 简单讲就是运用计划、组织、记忆、时间管理、冲动抑制等一系列复杂能力，达到某种目标或克服某些困难。这让我们能规划设计一座城市、或者一个车间；或者轻松组织一场亲友聚会；

或者最基本的，琢磨怎么清扫干净角落里的灰尘；完成装修和搬家的复杂工程。

这些认知功能是我们人类都有的，它"渗透到"我们生活的方方面面，高效地领导着我们的生活，也遵循发生、发展、衰退的发展轨迹。

四、好消息：神经可塑性

好消息是，科学研究表明，引起大脑变化的最大因素是生活方式，而不是年龄。

如果在生活活动中缺少刺激，大脑就容易退化；如果给予缺失的刺激，大脑就可以在任何年龄继续成长和改善。这被称为神经可塑性——大脑通过塑造新的神经通路和网络来生长和自我重组的能力。

科学家还发现，大脑中至少 80% 的灰质，可以通过体力活动和运动来改变。

这意味着，无论 50 岁、60 岁、还是 90 岁，你都可以通过合理的运动和体力活动来优化大脑的功能！只要你给大脑提供缺失的刺激！

五、缺失的刺激

当我们给国强介绍认知功能的具体内容时，作为企业家的他立刻产生了浓厚的兴趣。

他反思，由于几十年来两点一线的生活，他的"空间记忆和导航系统"缺少刺激，而他的工作和生活，除了健身，基本上不需要体力活动。而健身带给他的"好处"只是记住了这些固定动作。实际上，他非常缺乏"运动控制和学习系统"的刺激。至于"思维处理速度"包含的记忆力，还有执行功能，他已经自己察觉要改善。

这是他起初的"自我评价"。但在几次课后访谈之后，导师告诉他，他的注意力似乎也有退化迹象。那些课后谈话通常只有十来分钟，但差不多一分多钟后，他就开始眼神游离，或者下意识看手机；当导师试图让他总结谈话，他的回复总是："信息太多，没法消化，要不写个总结发我微信，我回去慢慢看？"而实际上，这些谈话的内容只不过是："你需要多喝水，喝水有三大好处……，建议你每天喝……毫升水，为了保证达成，建议你买个 1.5 升的可携带壶，每天喝完 1 壶就完成任务。这是淘宝链接，你可以直接下单。"虽然没有医生会因为这些现象就下"注意力下降病"的诊断结论，但与其花时间去找医学结论，还不如问自己：持续 10 分钟关注这些信息并当场完成处理，是否真的是"信息量"太大？

有趣的是，每次国强在课后接听电话处理公务，讨论的信息量远远大于上述课后谈话的量。当导师拿这个作比较，他意识到，单位里的信息是熟悉的信息。对于不习惯的、新的信息，他无法保持注意力，且思维处理速度减慢，这些新的信息就是"缺失的刺激"。而熟悉的信息，对他已经没有或者只有很弱的刺激。

国强是幸运的。他遇到了 50 岁+ 功能性健康导师，帮助他在 50 岁的年纪就找到了"缺失的刺激"，并采取了早期干预。这不是一种疾病，这只是一种不太健康的生活方式，我们大部分人对此是后知后觉的。

即便有些人已经出现脑功能退化的迹象（通常是自己或者家人察觉到变化），人们头脑里通常也因为没有"脑功能退化"这个概念，而会把它当成"状态不好"或者"年纪大了"，或者"他有点奇怪"、"多提醒提醒他"，然后生活照样继续。

而如果此时去医院检查（事实上，很少有人会因此去心理科挂个认知障碍的门诊号），往往无法被实验检测到。医生称其为"临床前期"，特点是"病人自己可能知道、或可能不知道，临床上检查不出阳性结果。"而如果没有检测到，人们会认为没事儿，多休息下，状态恢复就好了。

从脑功能退化逐步发展到临床确诊认知障碍症，往往要几年甚至更长时间。而一旦确诊，则已经发生了不可逆的退行性改变。这不是人们大意，而是人们不知道！

所以，你能读到这本书是幸运的。**您现在拥有完善的脑功能，才有兴趣学习、认识和思考，并未雨绸缪。**假如有一天你的学习能力严重退化，你试图要了解自己大脑，判断、决策并采取拯救它的行动，就会变得更加困难。而假如你只是身体其他功能退化（哦，希望也不要发生），大脑依然运转良好，你至少还能学习和决策，来改善身体功能退化。

认知对整体健康有多么重要！

所以，给 50 岁+ 功能性健康导师一个电话，早日发现自己"缺失的刺激"吧！

六、大脑需要做什么运动？

发现了自己缺失的刺激，就要补上。怎么补？

最新的研究结果告诉我们，在改善大脑功能方面，**一些形式的锻炼比其他形式的锻炼更好。**这些运动形式包括：

1. **任何心肺运动：**增加我们的脑血流量，促进健康血管和神经生成。

2. **任何抗阻运动：**这是国际社会的共识，认为对于我们战略决策功能有帮助。

3. **动作协调性运动、以及认知-身体训练双重任务：**比如竞技性体育运动（在体育比赛中出现的那些运动，通常多人一起）、太极拳、舞蹈、以及所有需要协调、特别是需要运动控制的运动项目。当观察这些不同形式的运动时，它们似乎都有一个共性：将身体运动与复杂的认知任务结合起来。你必须不断计划你的动作、使用策略、观察环境、对其他队友或对手做出反应；瞬间做出决定；以复杂的方式移动你的身体；管理你的情绪。这些类型的运动都能改善认知的许多方面以及大脑整体健康。这就是这些运动如此有效的原因。

然而，我们中的许多人不会经常参加竞技性体育运动，特别是团体运动。我们也可能没有上舞蹈课或练习太极（尽管你应该考虑参加其中一项或全部）。如果我们平时做心肺和抗阻运动，如果你做对了（参考第六章希望拥有苗条腹部和紧实手臂的杨婷案例），那么恭喜你！你已经努力提高了一小部分认知功能。

而不断学习新动作，加强自己的神经肌肉功能，一边运动一边提升各种认知功能，显然太复杂，你很难一个人在家里或者去体育馆完成。这就是 50 岁+ 功能性健康导师具有独特优势的地方了。导师知道什么适合你，并总是让你每节课都迎接挑战，而且欢声笑语不断。

更复杂的是，认知功能的优化，不仅仅是运动，更需要良好的睡眠、饮食和压力管理（第十一章会介绍）来保驾护航。这就是为什么在国强的方案中，导师会帮助加入这些方面。虽然他的工作压力没有减轻，但一年后，他重新焕发新生！

"这是在训练我的战略决策功能。""那是在练习我的顶叶功能（大脑负责感知的区域）。"当你一边运动，一边会心地"解读"今天导师设计的运动方案时，这是多么美好的旅程！几十年来，你第一次如此理解并主动"锤炼"你的大脑！

七、脑力游戏有用吗？

大脑训练游戏和软件很受欢迎，而且正在崛起。阅读、写作、做填字游戏、玩策略游戏、数独、拼图等智力游戏软件以及其他类似的策略都能刺激大脑，你甚至可以自己玩。那么，"游戏疗法"对改善认知障碍有用吗？

早在 2010 年，一篇发表在 Nature 的研究对 11430 名参与者进行了 6 周的认知训练，训练项目包括推理、记忆、计划、视觉空间技能和注意力等多个方面。结果发现，尽管受试者的每一个项目在接受训练后都得到了进步，但没有证据表明这种训练可以帮助患者提高整体的认知水平。

2016 年，美国心理学家杰瑞·爱德华兹等来自 6 所高校和研究院的科学家们，进行的一项长达 10 年的、堪称世上最大规模的脑部训练游戏研究（Advanced Cognitive Training for Independent and Vital Elderly, ACTIVE），第一次在国际会议上报道：对 2832 名分成 3 组的健康老年人（年龄 65~94 岁，平均 74 岁）进行不同的游戏训练（包括记忆、推理、速度训练），并分别在第 1、2、5 和 10 年末对受试者进行随访，结果发现，与不接受游戏训练的对照组相比，游戏组老年人阿尔兹海默症的患病率明显降低。

ACTIVE 项目尽管结果看上去非常美好，但也引起了许多怀疑和猜测。有专家认为，影响试验可信度的最大因素，是"引导效应"。

　　"引导效应"在这个试验中意味着，参与试验的长者们在接受游戏训练后，更可能会有意识地改变自己的生活状态。接受游戏训练的长者在接受采访时表示，他们在参与项目后更乐意去学习高校课程，也更愿意自己开车。约翰·霍普金斯大学彭博公共卫生学院认知专家乔治·瑞伯克认为，这两种脱离了实验、发生在生活中的改变，都有利于老年人维持认知功能，预防阿尔兹海默症。

　　实际上，不仅仅是 ACTIVE 这个项目本身，**包含游戏在内的任何形式的大脑认知训练，究竟是否能够治疗或预防疾病，在医学界仍然存在着相当激烈的争论。**

　　2014 年，更是有两派科学家为了这个话题，先后发表公开信进行远程辩论。以斯坦福长寿中心的 70 多位科学家为代表的反方认为，当前的游戏训练为患者带来的改善并不稳定，还存在时效性。但这却给了一些黑心公司捞金的机会，它们将这些局限而转瞬即逝的进步夸大成重大突破，以此诱导患者和消费者购买这些远不成熟的产品。该小组还提出了另一个非常重要的观点，即花时间玩益智游戏也意味着失去机会，意味着你每花一分钟时间玩一个相对无效的脑力游戏，你就错过了尝试一个更有效运动策略的机会。

但随即，就有另外一个由 133 名科学家和从业人员组成的国际小组"认知训练数据"，出面反驳了斯坦福的公开信。他们援引多篇文献证明大脑训练对各种认知和日常活动的好处。认为学术界不应该因噎废食，限制这个极具潜力领域的发展。

面对迥异的观点，我们必须承认的是，通过游戏进行大脑训练这个领域的研究目前还远远不够成熟。"游戏疗法"路还很长，同时，在这个具有巨大潜力的商业领域中，也有一些公司浑水摸鱼，企图从中分一杯羹。在线上提供大脑训练项目的神经科学研究公司 Lumos Labs 就因在其大脑训练计划Lumosity中作出了能预防痴呆症和老年认知衰退的虚假陈述，而向美国联邦贸易委员会（Federal Trade Commission，FTC）支付了200 万美元罚款。

八、运动塑造健康的大脑

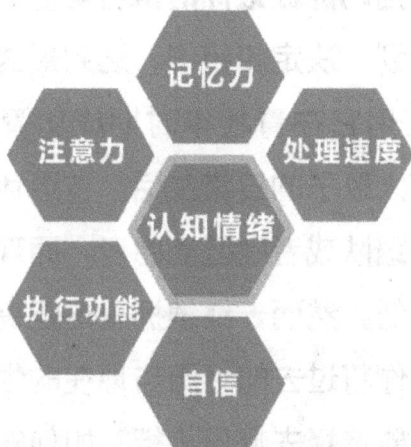

图 9-2 功能增龄训练模型（节选）之认知情绪功能

（图片来源：Functional Aging Institute, USA）

运动，特别是心肺、抗阻、动作协调性运动、认知-身体训练双重任务等，能广泛增进认知能力，能更好地驾驭日常生活中的复杂领域。

至少，运动能带给你更清晰的记忆，尤其是**短期记忆**。坚持锻炼，可促进大脑生长，尤其是与记忆有关的海马体区域，保留现有脑细胞，并激活其他细胞转化为新的神经元。这并不意味着你永远不会有"老年时刻"，不会忘记你把钥匙放在哪里或把车停在哪里，但它确实意味着整体短期记忆会有所改善。

至少，运动能改进你的执行功能，它帮助我们选择、计划、决定和组织，达到最终目标。也许你曾经应用它在青壮年时期成功管理一家企业；管理一大家子的日常生活；在退休之初带领你的老年舞蹈队或者社区志愿者。而现在你已经卸下这些责任。然而，继续拥有这些高级心理技能，能帮助你将过去的经历与现在的生活联系起来，你就还能选择去哪里旅行？如何安排最为妥当？你至少能在偏头疼初起时（哦，我希望你不会发生）选择专业的科普读物学习、安排合适的医院体检、并决定和执行改变不良生活方式的计划，而不是病急乱投医啦！

九、早日建立认知储备

衰老过程肯定会对我们的认知能力造成损害。科学研究表明，人到了高龄虽然可以学习，但速度会比较慢，而且需要花费很大努力。

正如我们之前提到的，认知情绪功能是图4-1功能增龄训练模型（节选）的一个重要部分。在你"富余"时尽量"储蓄"，而随年龄的增长，这些储蓄可能会对你的生活质量逐渐显现重大影响——帮助你充满动力、自信、和愉悦地做你需要做的事、想要做的事和热爱做的事！

所以在 40 岁、50 岁、60 岁时，我们的主要目标之一就是建立我们的认知功能健康储备（包括其他功能性健康储备）。**我们在早期和中年阶段对认知能力的改善越多，我们在晚年的生活就会越好。这就像建立了一个巨大的储蓄账户，我们可以在它耗尽之前很长一段时间内继续提取。**

国强 48 岁遇到了记忆衰退的问题而选择给大脑健身。那么你准备何时开始关注呢？

参考文献

1. Raichlen DA, Alexander GE. Adaptive capacity: an evolutionary neuroscience model linking exercise, cognition, and brain health. Trends Neurosci. 2017 Jul; 40(7):408–421. doi: 10.1016/j.tins.2017.05.001. Epub 2017 Jun 10. PMID: 28610948; PMCID: PMC5926798.

2. Wittfeld K, Jochem C, Dörr M, Schminke U, Gläser S, Bahls M, Markus MRP, Felix SB, Leitzmann MF, Ewert R, Bülow R, Völzke H, Janowitz D, Baumeister SE, Grabe HJ. Cardiorespiratory fitness and gray matter volume in the temporal, frontal, and cerebellar regions in the general population. Mayo Clin Proc. 2020 Jan; 95(1): 44-56. doi: 10.1016/j.mayocp.2019.05.030. PMID: 31902428.

3. Petersen RC, Joyner MJ, Jack CR Jr. Cardiorespiratory fitness and brain volumes. Mayo Clin Proc. 2020 Jan; 95(1): 6-8. doi: 10.1016/j.mayocp.2019.11.011. PMID: 31902430.

4. Bliss ES, Wong RH, Howe PR, Mills DE. Benefits of exercise training on cerebrovascular and cognitive function in ageing. J Cereb Blood Flow Metab. 2021 Mar;41(3):447-470. doi: 10.1177/0271678X20957807. Epub 2020 Sep 20. PMID: 32954902; PMCID: PMC7907999.

5. Okamoto M, Mizuuchi D, Omura K, Lee M, Oharazawa A, Yook JS, Inoue K, Soya H. High-intensity intermittent training enhances spatial memory and hippocampal neurogenesis associated with BDNF signaling in rats. Cereb Cortex. 2021 Jul 29; 31(9): 4386-4397. doi:10.1093/cercor/bhab093. PMID: 33982757.

6. Steyvers M, Hawkins GE, Karayanidis F, Brown SD. A large-scale analysis of task switching practice effects across the lifespan. Proc Natl Acad Sci U S A. 2019 Sep 3; 116(36): 17735-17740. doi: 10.1073/pnas.1906788116. Epub 2019 Aug 19. PMID: 31427513; PMCID: PMC6731761.

7. Stojanoski B, Wild CJ, Battista ME, Nichols ES, Owen AM. Brain training habits are not associated with generalized benefits to cognition: An online study of over 1000 "brain trainers". J Exp Psychol Gen. 2021 Apr; 150(4):729-738. doi: 10.1037/xge0000773. Epub 2020 Sep 24.PMID:32969685.

8. O'Shea DM, De Wit L, Smith GE. Doctor, should I use computer games to prevent dementia? Clin Gerontol.

2019 Jan-Feb;42(1):3-16. doi: 10.1080/07317115.2017.1370
057. Epub 2017 Oct 11. PMID: 29020530.

9. Owen AM, Hampshire A, Grahn JA, Stenton R, Dajani S,
Burns AS, Howard RJ, Ballard CG. Putting brain training to
the test. Nature. 2010 Jun 10; 465(7299):775-8. doi: 10.103
8/nature09042. PMID: 20407435; PMCID: PMC2884087.

10. Max Planck Institute for Human Development and
Stanford Center on Longevity. A consensus on the brain
training industry from the scientific community [EB/OL].
(2014-10-20) [2022-06-18]. https://longevity.stanford.
edu/a-consensus-on-the-brain-training-industry-from-
the-scientific-community-2/

11. Cognitive Training Data Signatories. Cognitive training
data response letter [EB/OL]. [2022-06-18]. https://
www.cognitivetrainingdata.org/the-controversy-does-br
ain-training-work/response-letter/

12. Federal Trade Commission. Lumosity to pay $2 million to
settle FTC deceptive advertising changes for its "brain
training" program [EB/OL]. (2016-01-05) [2022-0618].
https://www.ftc.gov/news-events/news/press-releases/2
016/01/lumosity-pay-2-million-settle-ftc-deceptive-adv
ertising-charges-its-brain-training-program

13. Loprinzi PD, Roig M, Etnier JL, Tomporowski PD, Voss M.
Acute and chronic exercise effects on human memory:
what we know and where to go from here. J Clin Med.
2021 Oct 20;10(21):4812. doi: 10.3390/jcm10214812. PMID:
34768329; PMCID: PMC8584999.

14. Mehren A, Diaz Luque C, Brandes M, Lam AP, Thiel CM,
Philipsen A, Özyurt J. Intensity-dependent effects of
acute exercise on executive function. Neural Plast. 2019
Jun 4;2019:8608317. doi: 10.1155/2019/8608317. PMID:
31281346; PMCID: PMC6589258.

15. Ye M, Xiong J, Zhao F, Sun S, Wang L, Zheng G. Comparison of Traditional Chinese Exercises and nontraditional Chinese Exercise modalities on cognitive and executive function in community middle-aged and older adults: A Cross-Sectional Study. Evid Based Complement Alternat Med. 2020 Nov 22;2020:4380805. doi: 10.1155/2020/4380805. PMID: 33299452; PMCID: PMC7704149.
16. Center on the Developing Child, Harvard University. Brain architecture [EB/OL]. (2015-03-19) [2022-06-18]. https://developingchild.harvard.edu/science/key-concept s/brain-architecture/.
17. Kocagoncu E, Nesbitt D, Emery T, Hughes LE, Henson RN, Rowe JB; Cambridge Center for Ageing and Neuroscience. Neurophysiological and brain structural markers of cognitive frailty differ from Alzheimer's disease. J Neurosci. 2022 Feb 16;42(7):1362-1373. doi: 10.1523/JNEUROSCI.0697-21.2021. Epub 2022 Jan 10. PMID: 35012965; PMCID: PMC8883844.
18. Veríssimo J, Verhaeghen P, Goldman N, Weinstein M, Ullman MT. Evidence that ageing yields improvements as well as declines across attention and executive functions. Nat Hum Behav. 2022 Jan;6(1):97-110. doi: 10.1038/s4156 2-021-01169-7. Epub 2021 Aug 19. Erratum in: Nat Hum Behav. 2021 Aug 27;: PMID: 34413509.

第十章 太极拳好

本书倡导 50 岁后开展功能性健身运动、追求功能性健康。而太极拳——闻名世界的中华武术瑰宝——便是一项功能性运动。还记得我们谈到的 6 大功能领域吗？太极拳都有练习到。

打开任何一段太极拳视频和网站，就能发现：

1. 它练习到你的骨骼肌肉。无论是 5 分钟的站桩、还是屈膝练拳 2~3 分钟，普通人都会感到下肢酸胀。

2. 它练习到你的心肺功能。即便是冬天，连续打几遍拳，周身也会发热。其他季节练拳更会微微出汗。

3. 它练习到你的平衡功能。"金鸡独立"是家喻户晓的太极动作，如果看练拳人的脚，你会发现太极是"一条腿"的运动，大部分时间，身体重心都落在一条腿上。

4. 它练习到你的神经肌肉功能。"云手"——太极标志性动作——让你的大脑不仅需要把左右手协调起来，还要指挥手和脚协调。新手一下子还学不会呢！

5. 它练习到你的灵活功能：练习太极时，会朝着前后、左右、斜行方向移动，还会间或下地、起身。

6. 它练习到你的认知情绪功能：记住这些动作，并能连贯、准确地完成，就已经很不容易了！

太极拳在中国家喻户晓，又极具功能性，那我们是不是只学习太极拳就能获得功能性健康呢？答案既是，也不是。

虽然太极拳确实很具有功能性，但每个人能从中获得多少功能性健康好处，则会差别很大。有人 100%，有人可能是 0，有人甚至练伤了！**本章将尝试为大家解码：如何从太极拳中最大化获得属于您的功能性健康！**

一、太极拳带给我们功能性健康

常练太极拳可以延年益寿、调理多种慢性疾病。著名的梅奥诊所曾列出以下打太极拳的好处：

1. 减少压力、焦虑和抑郁。

2. 改善心情。

3. 提高有氧能力。

4. 增加能量和耐力。

5. 提高灵活性、平衡性和敏捷性。

6. 改善肌肉力量和线条。

7. 提高睡眠质量。

8. 增强免疫系统。

9. 帮助降低血压。

10. 改善关节疼痛。

11. 改善充血性心力衰竭的症状。

12. 降低老年人跌倒的风险。

13. 提升整体幸福感。

无独有偶，哈佛医学院也认为，尽管习练太极拳缓慢而温和，不会让你喘不过气来，但它能增进、改善功能健康的几个关键组成部分：肌肉力量、柔韧性、灵活性、平衡性、以及小幅度的有氧调节。

这些益处已经令人印象深刻！然而，还有一些研究证明，对患有纤维肌痛综合征、帕金森病、骨关节炎、慢性阻塞性肺疾病等慢性疾病，太极拳也有帮助。太极拳还能提高老年妇女的骨密度。

当然，关于太极拳也有负面的声音，如：

1. 长期蹲着练习伤膝盖、而且腰酸。

2. 无法练习到上半身的力量。

3. 心肺训练强度不够。

4. 动作太复杂很难学会。

5. 节奏太慢，只适合老年人练习。

6. 口诀和原理深奥难懂（比如：何为"气"？）。

7. 站桩很枯燥。

8. 一直蹲着练，小腿会变粗。

9. 没有机会练腹肌。

10. 传统武术打不过现代搏击，花拳绣腿出不了真功夫等等。

这些评论，既有自身身体条件准备不足、或者练习方法不当造成的问题，也有不知区分太极练习动作和太极的功能性结果的问题，还有从其他运动形式的角度看待太极的误解。（注意：科学、认真、严肃的太极拳教学者、习练者以及其他运动行业的合理竞争者们，不在此列。）

我本人在长达 45 年的陈氏太极习练实践中，以及 5 年中医药大学基本理论学习中，对太极拳这一功能性运动产生了许多次"顿悟"。而在过去 15 年里，我从西方功能运动科学和学术角度，再次研究中老年人身体功能（包括失能）问题，并亲自训练 40~100 岁的客户，他们都有因各种慢病或者不良生活方式造成的功能性健康问题，这让我对新时代下，如何帮助人们利用太极，更好地获得"功能性健康"，有了更多实用认识。

鉴于篇幅有限，这里我仅分享 2 点。有兴趣的读者们可以继续关注未来我的其他相关著作。

（一）功能性是目标，而不是运动产品

关于如何从太极拳中，最大化地收获功能性健康，往往和我们混淆了功能性目标和运动品牌有关。

我最常举的一个例子是上半身力量练习。人们决定锻炼时，脑海里都会浮现出拿着哑铃练几下二头肌弯举的画面。让我们试着问一个简单问题：提高二头肌力量会提高完成日常生活和工作任务的能力吗？对于大多数健康、身体健全的成年人来说，答案可能是否定的，因为他们的二头肌力量足以胜任日常生活和工作任务。事实上，一旦二头肌力量达到一定水平（称为"阈值效应"），那么，肌肉力量的进一步提升很可能不会产生任何功能能力的改善（除非任务的要求发生变化）。

但是，要更加恰当地回答这个问题，需要我们对身体功能有充分的了解。力量当然是功能的

一个组成部分，但它只是一小部分。传统的锻炼计划（包括竞技性运动）过分强调肌肉力量在大多数客户类型中的作用。有的教练会说，你永远都可以更强壮。我不同意这个观点。

一旦我们有足够的力量去做我们需要做、喜欢做和想要做的事情，那么，进一步的力量增长将不会导致任何进一步的功能增长。此时，继续关注肌肉力量训练，就意味着在不必要的事情上浪费时间和精力，每多训练一分钟肌肉，就少了一分钟关注其他许多需要改善的功能。

在我们看来，对于 50 岁+ 的人们来说，一项运动计划是否有效，取决于它是否最大化、可持续地改善了身体和大脑功能，并且能支持我们实现余生中需要做、喜欢做和想要做的事情。你家隔壁的张记太极馆，和几公里以外的吴记健身馆，只要能达到这个效果，都是适合 50 岁+ 的功能性运动。功能性是训练成果，无论它叫什么。

所以，当我们担心太极拳练习上半身力量太少时，我们是不是陷入了某种认知误区？我们是否可以换个视角，问自己：

- 我将用上半身力量完成什么生活目标？

- 达成这个生活目标需要怎样的上半身力量？还需要其他什么功能？

- 练法千万种，我将怎样安全、容易地获得所有这些功能？

还记得第六章中希望拥有扁平腹部和紧实手臂的杨婷吗？50 岁的杨婷有一个生活目标：帮助下肢瘫痪的父亲从床上坐到轮椅上。那么她要具备的是：瞬间把父亲抱起所需要的大腿、臀部、核心和上肢的"合力"（当然，其中包括了一部分手臂力量），在太极里这被称为"四两拨千斤"。

按照这个思路，她需要：

- 练习正确的深蹲起立发力技术；

- 练习把父亲从床上移动到床边轮椅上时，保持蹲位但身体向左或者向右移动 45 度的安全动作模式和旋转发力技术；

- 练习把父亲轻轻放到椅子上的离心控制力量（如控制不住，就会摔进椅子里）；

- 最后，她还需要懂得腰、髋放松技术，预防长期反复用力导致的腰肌劳损（孝顺父母、自己也健康，不是更好吗？）。

一旦当我们站在特定生活任务的角度去思考，该任务背后的特定功能需求就浮现出来。这里你会看到，上肢力量固然重要，但安全的动作模式、协调、核心和下肢力量、还有爆发力、动作控制，全部都需要。

哦，我们好像已经离开二头肌弯举这个话题很远了。这是因为我们提出了一些更加正确的问题，才有机会获取到这些更有用的答案！

现在，我们在正确的道路上，让我们继续沿着这个思路走下去。有了这个设计思路，我们就要去"运动超市"里选择最合适的运动"产品"，看看谁能帮助我们？有一个"产品"叫太极，还有的叫跑步、瑜伽、打球、健身房器械、游泳、舞蹈等等。哦，也许你还发现新出来一个"50 岁 + 功能性健身"运动产品。每个运动产品下面都有它们的招牌动作。有些你很熟悉，比如：5 公斤哑铃二头肌弯举 10 个×3 组、或者打乒乓球 1

小时、或者 5 公里慢跑、或者蛙泳 1000 米等；当然，也有些你不太熟悉的。此时，专业认证的 50 岁+ 功能性健康导师就能帮到你做出合理的选择，最终你的购物篮里很可能有这些动作：

- 用康复专用泡沫轴和瑜伽婴儿式、以及太极站桩来放松、拉伸以及强化腰肌。

- 用太极云手来规范动作模式——左右旋转范围在 45 度——这样最安全。练习时先从徒手开始，再到轻哑铃，找到腰部在安全和不安全范围内截然不同的感觉，养成习惯。一旦过了 45 度，就会自己叫停，不越界，保安全。

- 然后以太极旋转发力动作为基础、加入功能性健身动作捆草或伐木、以及印度舞动作高举双手过头顶带动身体绕脊柱微微旋转，来设计徒手或者负重练习，强化核心的功能性力量，并保持趣味性。

- ……

不用担心你看不懂、想象不到这都是些什么动作，和 50 岁+ 功能性健康导师预约后很快就能知道。至少，它们不是你原来认知中的"力量练习"这个单一处方了。我们用这些方法，帮助杨婷提升功能，达成安全地抱父亲坐到轮椅上的任务目标，同时，她的上半身力量也有所提升。

当我们认为功能性是我们要的成果，我们就从成果出发，以终为始，寻找需要什么功能领域和子领域，再去寻找具体运动动作来帮助我们，我们的探索就更开放和包容，答案也更具有针对性。而当我们漫无目的地走进运动超市，看到一个新运动产品，长得不太像传统运动带来的某种特定效果，就与之擦肩而过，那就太可惜了。**认识到功能性是成果，有多么重要！**

刚才我们站在生活任务角度找动作，从而找到太极作为诸多产品之一来帮助我们。现在我们换个角度，站在太极练习者的角度，看它如何服务于生活任务的方方面面。

上面提及的杨婷帮助父亲的案例里，太极动作几乎出现在了她实现目标的每一块功能拼图

145

里，这也再次说明了太极运动极富功能性，是宝库。若我们了解太极，了解杨婷的目标、以及目标背后缺失的功能领域，我们就能从太极中轻松汲取丰富的营养，直接使用，或者加以"调适"后使用，提供 50 岁+ 们多一种手段达成目标！

杨婷如果因此爱上了"有用的太极"而变成太极拳爱好者，她拳艺精进的速度也会比较快。太极拳在诞生之初，曾是战场上的实用战术，因此遍藏功能性精髓。如果初学者有幸识得太极之功能性本源，便着实难能可贵，他们会在正确的道路上继续挖掘而收获更多。至于优美的拳架和调养功效则是水到渠成。

50 岁之后，运动目的是完成生活任务，功能性是我们追求的目标。当我们以这样的视角去练习太极、或者其他功能性健身运动，我们就会少走弯路、更快进步，赢得宝贵的"变老、但保持年轻健康"的时间。

（二）功能性因人而异

阻碍我们从太极拳中最大化收获功能性健康，通常还与人们对功能性的认识深度不够有关。

功能因时、因地、因人而制宜。对你来说更具有功能性的练习,对他来说可能不那么具有功能性,这取决于人们现有的能力和需要他们完成的工作、生活任务（参考前面二头肌弯举例子）。

这里,我再举一个我最喜欢的例子——太极站桩教学。就算你不会打太极,也能通过电影脑补出来站桩的姿势。在许多太极流派里,初学者必须要会站桩,才能进入套路学习。去传统太极教学馆学太极,每节课一开始大家站桩,师父则会为每一个人矫正姿势:头、手、肩、髋、膝盖位置等。他还会站到旁边看看是否达到标准,再反复微调。有的人一星期学到位,有的人练一年都不知所措。即便到位后,有的人站得高,有的人站得低,也不尽相同。（详见章尾《太极站桩》）

我们要问一个简单的问题: 每个人、以及人生的不同阶段,站桩应该是一样的吗? 对于大多数健康者,神经系统、以及肌肉和关节功能正常的成年人来说,答案可能是肯定的,他们只需要经历1~2周的学习适应过程,就能掌握动作要领,除非要求达到更高的功夫层次。

但实际情况是，我们掌握这项技术的时间因人而异差别很大。为什么？要完全解释这个现象，我们需要从两个角度来看问题。

1. 我们的身体功能水平不同

如果我们因为久坐而腰髋肌群紧张，任凭师父怎么翻转你前倾的骨盆，他一松手，你又会回到前倾姿势；如果我们长期斜躺沙发，身体一侧肌肉过于紧张，无论师父怎么提醒你与另外一侧保持平衡，你都无所适从，因为你的身体已经不记得左右对称的姿势了；如果我们因为经常低头看手机，导致肩颈肌肉过于紧张，一站桩就耸起肩膀，就算师父捧着你的手，让你不用担心掉下来，你也还是耸着，并且认为自己已经放松了。如果你继续这样错误地"苦练"站桩，反而会感觉腰酸、肩膀酸等，最终认为太极不适合自己。

这些情况对 50 岁之后的人来说尤其如此。我们六大功能领域的水平均衡程度，以及每一个功能领域的水平高低程度都有很大不同。**衰老过程不会以同样的方式影响每个人，它取决于许多因素，如遗传、生活方式习惯（营养、体育活动**

等）、职业、慢性疾病状况等。因此，认为我们年龄相仿，运动功能差不多，而把我们归入适合某种运动（比如说老年人适合太极）；或者，开始运动后，和大家一起接受同样的教学方法（比如 10 个人一起上太极课），都是非常低效率的，甚至会带来运动性损伤。

我并不是建议所有人都要请私教，实际上，50 岁+ 功能性健身课程也很少设置私教课程。我想建议的是：事先评估；确定哪些功能领域存在不足；并设计相应的运动方案；针对性解决；并确定优先级，这不是更好吗？就像第八章中瑞金寻求帮助提高乒乓球运动表现，第七章中丽群寻求帮助提高舞蹈运动表现，同样的，也有很多太极拳学员，寻求我们帮助学好太极。

如果我们评估发现某位太极拳学习者，腰髋肌群、肩颈肌群紧张、脊柱两侧肌肉力量不均衡，是影响其站桩的主要原因，就可以设定目标：优先恢复这些肌肉关节的功能，而不是一开始就试图掌握太极站桩。可以考虑先学习筋膜放松、拉伸技术，一边听音乐一边放松紧张的肌群，并且用一些简单有趣的动作强化松弛的肌肉，比如靠墙深蹲、腹式呼吸唱歌、仰卧举腿并向上顶对抗向下压力等，以此一天多次自己矫正，即便减少练习站桩的频率，可能比每日加量练习站桩，能更快地帮助这位伙伴跟上大家的步伐。

2. 我们的人生阶段不同

人生阶段不同，功能性训练也会因人而异。我依然举这个太极站桩的例子。

以我为例，5岁启蒙之初，站桩一年才过关。到了四十多岁，有段时间连续加班，身体功能退化，我又重新回到拳馆练习。尽管我有儿时站桩的肌肉记忆和理论知识，但依然被师父调来调去整整2个月才算过关，比班级里最快达标的新手都慢。四十多岁时出现的问题，就是上面已经介绍的那些。那5岁时的问题又是什么呢？

实际上，我那时只用了一周的时间就掌握站桩。这也许是因为儿童的身体还未受到生活方式的影响，更接近自然。但师父仍然坚持让我只站桩、不学拳长达一年。因为他发现我太顽皮，注意力不集中，势必无法驾驭身心灵要高度集中的太极。我周围的同学都是五十岁以上，他们相对没有这个问题，很早就开始学习套路。

当我"羡慕嫉妒恨"地看着别人练拳而我不能时，师父总说："一人一太极"。现在我能理解，这是师父在努力实现我家人的托付。当时我家人送我学习太极的功能性健康目标是"抑制顽劣"，所以师父把改善我的"认知和情绪"功能排序为第一。经过师父评估，恰恰发现我注意力不集中，属于认知情绪功能领域。就用持续站桩来改善我的注意力，类似佛家的"禅定"，而不是着急学习拳架套路。

刚才我们站在太极拳教学角度，讨论"读懂"人们的功能水平和需求的差异，而提高教学效率和效果。而如果我们站在更加广泛的角度——尊重个体功能水平和需求的差异，利用一切有利手段，帮助人们最大化获得功能性健康——那么，不仅太极教学可以更加灵活，甚至太极原理本身也可以成为运动教学的一部分。比如：太极拳练习的较高层次是想象一个对手，琢磨每一个动作如何与之抗衡。通常在练习过了五、六个阶段后才引入。但在 50 岁+ 功能性健身课上常直接引入，用来训练认知情绪功能。

再比如，太极初学阶段的平衡练习，对于现代学员的身体素质来讲，普遍显得过于复杂，要顾及躯体感觉、重心控制、骨骼肌肉、心肺功能以及姿势策略五项子功能。我们在太极课堂上不会要求新手全部做到，而是会根据个人目标细分：立志获得太极功夫且身体功能具备者，按传统方法练习；只想防跌倒的，哪个子功能不好，就练哪个，且练习时可能还会改良太极动作，或者专门设计其他动作，帮助循序渐进。

图 1-1 功能随生命周期之发展轨迹说明了：

- 即便两个人一样的年龄，六个领域的功能也会不同。

- 即便现在对你来说最"实用"的功能，可能不是以后对你来说最"实用"的功能。

- 即便学员 A 和学员 B 一样缺失某种功能，对学员 A 来说值得追求的功能，对学员 B 来说，可能毫无生活价值。

因此，要从太极中收获最大化的功能性健康，必然需要因人而异。

二、50 岁后学太极？

这听起来是个不错的想法！

想想太极拳极具功能性、博大精深、是一种对认知健康特别有效的运动……就值得 50 岁+们把它纳入运动清单中。如果你能遵循以下原则（这些都是 50 岁+ 功能性健康导师的优势）：

1. 树立生活任务目标（推荐：SMART 原则）。

2. 评估功能水平（思路：图 4-1）。

3. 找出你需要优先强化的功能。

4. 熟悉太极拳的基本拳理：

• 三大进阶过程：招熟、懂劲、神明。

• 矫正身体：立身中正、脚下生根、保持平衡和放松、聚精会神、自然呼吸。

5. 将 1~4 结合，明其理，择其适者，直接用之、或改良用之、并设计加入其他方法。

6. 尊重由简入繁，保持有趣的学习原则。

7. 始终相信自己的目标和功能会随时间改变，需要定期回顾、再评估和更新目标。

如此，定不负太极！

由于篇幅有限，不再赘述，详情请关注我后期出版的相关专著，你将能从太极中最大化和最高效地收获属于自己的功能性健康，帮助你实现需要做、喜欢做和想要做的事情。

【太极站桩】

是中国古代太极先贤，为更好习拳而创立的一项"校准步骤"，目标是"立身中正"。光从动作技术标准来看：头顶百会穴穿过身体中线，肩在髋之上。而从功能性标准来看：太极是搏击，要用于战场，要避免站军姿的僵硬，而是想象自己被悬挂，所有部位都保持很好的排列，这样才能随时阴阳转换，而保持均衡，既可变化出招又不乱自己方寸。师父手动调整，一般适合肌肉关节功能正常、只是对这个动作没有肌肉记忆的人。但如果肌肉关节功能出现异常，那就需要评估，并专门校准后练习。

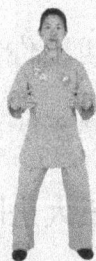

参考文献

1. Huston P, McFarlane B. Health benefits of tai chi: what is the evidence? Can Fam Physician. 2016 Nov; 62(11):881-890. PMID: 28661865.
2. Mayo Clinic Staff. Tai chi: A gentle way to fight stress [EB/OL]. Mayo Clinic. (2021-02-26) [2022-06-18]. https://www.mayoclinic.org/healthy-lifestyle/stress-management/in-depth/tai-chi/art-20045184
3. Harvard Health Publishing. The health benefits of tai chi [EB/OL]. Harvard Medical School. (2022-05-24) [2022-06-18]. https://www.health.harvard.edu/staying- healthy/the-health-benefits-of-tai-chi
4. Solloway MR, Taylor SL, Shekelle PG, Miake-Lye IM, Beroes JM, Shanman RM, Hempel S. An evidence map of the effect of Tai Chi on health outcomes. Syst Rev. 2016 Jul 27;5(1):126. doi: 10.1186/s13643-016-0300-y. PMID: 27460789; PMCID: PMC4962385.
5. Wehner C, Blank C, Arvandi M, Wehner C, Schobersberger W. Effect of Tai Chi on muscle strength, physical endurance, postural balance and flexibility: a systematic review and meta-analysis. BMJ Open Sport Exerc Med. 2021 Feb 5;7(1):e000817. doi: 10.1136/bmjsem-2020-000817. PMID: 33614126; PMCID: PMC7871341.

第十一章 睡眠、饮食和压力管理

一、"我的健康状况良好"

导师："请提供下您的体检报告。"

客户甲：（一边给导师体检报告，一边说）"我年年体检，健康状况蛮好的。"

导师：（看了一下体检报告）"您颈椎有点变直，对您有什么影响吗？"

客户甲："现在人看手机多，上了年纪不都会有这个问题吗？"

导师：……

导师：（因没有其他异常指标，导师合上体检报告）"我注意到你上课时不到 20秒就会气喘，要停下来休息一下才能继续。"

客户甲："哦，我前几年住在空气污染的地方，每年冬春季节都会连续咳嗽三个月，可能影响了呼吸系统。"

导师："这影响到你的生活了吗？"

客户甲："就是晚上躺平了，容易醒过来。我已经连续好几年每晚只能睡 4~5 个小时，白天会没精神。"

导师："那你采取过什么措施吗？"

客户甲："我会午睡，但这样晚上更加睡不着。睡不着就会吃东西，越来越糟糕。"

导师："以前情况怎样？"

客户甲："我是企业高管，压力很大，有十几年时间经常熬夜。但那会儿还好，凌晨 1~2 点睡，早上 6 点都会醒来，精力充沛。现在年纪大了，就没有以前那么好了。"

导师：……

导师："你觉得自己的饮食健康吗？"

客户甲："我感觉还不错。外出吃饭最多一周一次。平时蔬菜为主。体重也正常。"

导师："那请把你明天的饮食记录给我看一下。"

在导师收到的饮食记录里，确实没有发现外出就餐，并且有很多蔬菜。但导师同时也发现，每日三餐1300卡路里的饮食里，大量鱼肉蛋奶；几乎没有主食；另外还有每天3次由饼干、果冻、小蛋糕、油炸花生米等组成的零食加餐，因为她青春期的孩子们都爱吃，她就跟着一起吃了。

在50岁+功能性健身课堂新入学访谈中，类似上述的对话经常发生。人们往往认为自己"健康状况良好"，特别是那些体重正常者。虽然他们没有超重，但他们并不总是吃得很健康，可能养成了熬夜的习惯，并且有一份压力很大的工作。显然，**如果只是因为体检正常、不胖且经常运动，而认为自己"健康状况良好"，这种假设可能是危险的，甚至是致命的。**

你可能已经意识到营养、睡眠、压力这三个因素对你健康的影响，但你可能对它们如何影响50岁+功能性健康计划还没有足够的认识。前面，我们已经讨论了身体功能的6个方面对改善你的健康是必不可少的，但前提是建立在你有良好的营养水平、睡眠质量和适当的压力水平之上。

这些支撑因素可以成就你，也可能摧毁你。如果你真的准备投资 50 岁+ 功能性健康，改变你未来的生活，你需要更加认真、主动以及仔细地管理营养、睡眠和压力，就像你对待运动一样。

运动带来积极的变化，但也对我们的饮食、睡眠和压力水平提出了新的要求。如果我们努力达到更加健康的生活方式，我们就需要同步考虑各个方面。

二、摄取正确的营养

当你开始功能性健身后，健康饮食的意义，远远超过体重秤上的数字，即便那串数字现在非常理想（标准的体重和满意的体脂率）。

功能性健身能延缓你衰退的步伐、减少未来子女照顾你的负担、尽量长久地支持你与家人和朋友一起做你喜欢做的事情、甚至达成你年轻时没有机会达成的梦想。这么多方面要照顾，我们就需要比年轻时更加精准的计划和管理！

这并不意味着你不能再吃心爱的蛋糕了，但这意味着你可能需要减少、最好杜绝"规律性购买"蛋糕，转而寻求自己制作健康蛋糕，把那些容易导致心脑血管疾病、糖尿病等隐患的配料，全部换成健康的替代品。

这并不意味着你要开始多喝粥和其他软食，给肠胃减负。相反，只要你能消化，粗茶淡饭（杂粮米饭，炖豆子，蒸红薯，煮芋头等）依然是首选，这样能保护胃肠功能、平衡肠道菌群，帮助你更加健康。

这并不意味着你因为年龄增大、基础代谢下降而要减少主食。相反，要保证足够的主食与合理的碳水、蛋白质、脂肪摄入比例，特别是晚上身体修复时间正常进食主食，你的大脑就能吸收到它唯一的供能物质"碳水化合物"，从而避免长期"营养不良"导致记忆力等脑功能提前退化。

这并不意味着你要放弃爱吃的肉，转而吃素。尽管动物性食物确实增加了炎性因子和肝肾负担，但如果你每周有 1~2 次骨骼肌肉或者认知训练，适时补充更加优质的蛋白，会让你更加容易从训练的疲劳中恢复过来。而你唯一需要改变的是学会寻找优质蛋白，比如鱼、虾、蛋、奶，并且只吃刚好需要的量。

防控慢病、百分之百供能补充精力、用更加精准的方式摄取均衡营养，这些都是我们 50 岁之后特别要追求的！**别忘了，你是你"吃进去的东西"组成的。**

三、保证充足的睡眠

当你选择 50 岁+ 功能性健身后，睡眠质量好，意味着你衰退的身体能从运动疲劳中快速恢复过来，你才有机会持续接受新的挑战。反之，如果你越练越疲劳，甚至放弃锻炼，反而会增加损伤的风险。这个问题在你年轻时几乎不会被注意到。我们可以几天几夜不睡觉依然精力充沛，而且因为你精力充沛，在你忙碌时，第一个被压缩的生活任务，往往是睡觉。但现在，睡眠不足造成的问题，变得越来越无法忽略。

该睡时不睡，身体认为我们遇到麻烦了，于是启动压力荷尔蒙（包括皮质醇、肾上腺素、脱氢表雄酮等）的分泌，帮你暂时应对麻烦。但是，如果这些压力荷尔蒙长期过量分泌，就会产生许多健康问题，比如引起肥胖、糖尿病、高血压、心脏病、阿尔兹海默症、中风等疾病，从而导致习惯性疲劳、记忆和学习衰退、免疫反应受损、肿瘤发生……。若干年过去，慢性疾病进展到了要通过吃药、开刀来控制的阶段，那何不从今天免费的睡眠中达到健康目的呢？

　　古人日出而作、日落而息，是符合自然规律的。因为人体内的褪黑激素在黑夜来临时开始分泌，帮助你入睡；日出时减少，让你清醒。现代社会，电灯、霓虹灯照亮了城市的夜空，台灯下看手机到深夜成了很多现代人的常规。**日落不息，长此以往，你的身体会误读为不需要褪黑激素而导致分泌功能紊乱。**那我们该怎么办？特别是我们还在工作、还要照顾父母，我们有那么多的事情要在一天里完成。

假设你仍然像年轻时一样，需要 16 个小时的时间来完成生活、工作中的各种事情，那为什么不试试清晨 6 点起床，晚上 22 点入睡，没完成的放到明天呢？而不是 9 点起床，凌晨 1 点入睡？这样可以确保你继续快乐生活很多年。

四、管理你的压力

在这个快节奏的世界里，要完全避免压力几乎是不可能的。我们都有一定程度的压力。但如果你知道，**压力的结果就是激活一类激素——旨在拯救你生命的压力激素——它让你觉得你必须做些什么，而且要快，并且你也知道它会驱使我们想吃糖、盐、高脂肪食物、咖啡因和其他很多不健康食物**，你会不会觉得找到了一些可以管理压力的思路了呢？比如：

睡个午觉。做完一件事暂停 5 分钟再做另外一件事，不让压力连续积累。如果你正处在职业发展高峰，每天工作 16 个小时，那就每 6 个小时小睡 15 分钟吧！这样，你降低了压力激素释放的频率和浓度；

保持运动。哪怕只是在清凉的晚风中散步，让你的大脑轮流使用不同的功能，肯定要比使用单一功能到极限、再加一块蛋糕，更加容易健康地缓解压力；

把手边的不健康食品全部扔掉，只留下那些不用贴营养成分标签、地里长出来的东西，然后买一堆适合你的香料：辣椒粉、牛至、丁香、香菜等任何口味，提前自制好健康零食，即便偶尔吃多了点，也不用太担心了。

参考文献

1. Mills S, Brown H, Wrieden W, White M, Adams J. Frequency of eating home cooked meals and potential benefits for diet and health: cross-sectional analysis of a population-based cohort study. Int J Behav Nutr Phys Act. 2017 Aug 17;14(1):109. doi:10.1186/s12966-017-0567 -y. PMID: 28818089; PMCID: PMC5561571.

2. Bremner JD, Moazzami K, Wittbrodt MT, Nye JA, Lima BB, Gillespie CF, Rapaport MH, Pearce BD, Shah AJ, Vaccarino V. Diet, stress and mental health. Nutrients. 2020 Aug 13;12(8):2428. doi: 10.3390/nu12082428. PMID: 32823562; PMCID: PMC7468813.

3. Tasali E, Wroblewski K, Kahn E, Kilkus J, Schoeller DA. Effect of sleep extension on objectively assessed energy intake among adults with overweight in real-life settings: a

randomized clinical trial. JAMA Intern Med. 2022 Apr 1;182(4):365-374. doi:10.1001/jamainternmed. 2021.8098. PMID: 35129580; PMCID: PMC8822469.

4. Hale L, Troxel W, Buysse DJ. Sleep health:an opportunity for public health to address health equity. Annu Rev Public Health. 2020 Apr 2;41:81-99. doi:10.1146/annurev -publhealth-040119-094412. Epub 2020 Jan 3. PMID: 31900098; PMCID: PMC7944938.

5. Slavich GM.Life stress and health:a review of conceptual issues and recent findings. Teach Psychol. 2016 Oct; 43(4):346-355. doi: 10.1177/0098628316662768. Epub 2016 Aug 16. PMID: 27761055; PMCID: PMC5066570.

6. Lundberg U. Stress hormones in health and illness: the roles of work and gender. Psychoneuroendocrinology. 2005 Nov;30(10):1017-21. doi:10.1016/j.psyneuen.2005. 03.014. PMID: 15963652.

第十二章 让我们来帮你

我们的责任是提供信息，让你可以为自己和家人的健康做出主动改变。最终是否采取行动，决定权掌握在你自己手上！到这里，我们希望这本书已经带给你足够的知识，帮助你从关注功能性健身和健康，到思考、准备和行动。

行动最好的方法是先尝试迈出一小步——联系我们，来到现场，一起探索制定一个 2 周的行动计划！ 对的，只要 2 周。这就是我们在书尾提供《14 天焕发新生计划》的原因。它将帮助你和我们一起，重新检视你目前的功能性健康水平，是否足以支撑你未来岁月里那么多想要去完成的任务，包括那些已经困扰到你的和将要困扰你的任务。它也将帮助你直观地感受到课程独特用心的安排，而且你可以期待，离开时的心情会比你进来时更好。

当然，2周时间绝对无法达成你的健康目标。**《14天焕发新生计划》只是一个安全、迷你的承诺，让你开始行动，和我们一起开启对这段新旅程的探索。**这样你就不会独自脑补和困惑，浪费宝贵的时间了。

一、会发生什么?

当你根据本书末尾的联系方式，成功地和50岁+ 功能性健康导师预约之后，您会到现场观摩课程，这样你有机会看到其他学员上课，并和他们聊一聊心得体会。导师也会和您沟通，目的是了解你目前的健康状况，确立基本安全运动规范。比如：如果您有高血压，导师会特别关注您用力时的呼吸；如果您膝盖不适，导师会避开设计跳跃动作等。您的安全永远是导师们第一重视的。

然后，您会开始《14天焕发新生计划》。导师会为您建立私人辅导微信群，回答您的问题，发布居家健康管理小作业，让您的投资延伸到一天24小时。我们特别欢迎您的家人入群。还记得国强的夫人帮助执行饮食作业吗？她也在群里。许多 50 岁+ 功能性健健康管理小贴士，全家人都是适用的。享受品质生活，必须全家健康。

当你开始上课，以下是典型的一堂课流程：

（一）**灵活热身**（10 分钟）：通常开始前，导师会和您做确认：睡得好吗？几点吃的饭餐？有没有疼痛？是否规律服药等一切会影响您运动的基础状态。然后会简短剧透下当天的运动课将加强哪些功能？达到怎样的效果？运动量多大？

接着就开始灵活热身的动作，让你的心率缓缓上升、让你的关节和肌肉做好准备。这些准备动作都和主体训练有关，但很简单。比如：如果您今天会练习到上肢力量，灵活热身时，您会将手臂舒展地伸向天空；如果您今天会练习到复杂的认知功能，灵活热身时，你只需要扛着 3 公斤轻哑铃，一边走路一边倒数数，激活你的大脑。

您一边轻松地活动着，导师会简短提示今天课程运用到的基本原理。还记得第六章那个要收紧手臂和拥有扁平腹部的杨婷吗？她曾把有氧运动等同于多做家务劳动；把获得效果等同于拉长运动时间。而实际上任何能提升你全身功能（包括最高效率燃烧脂肪的功能）的运动，都可以是有氧运动。这些似是而非的观念澄清和知识传授，都会在灵活热身环节提出！让你启动身体运动的同时，也重塑对于健康的新认知！

（二）**主体训练**（30 分钟）：这是课程的主角。通常会针对您的需求，安排 4~6 个复杂而有趣的动作，涉及 6 个身体功能领域。导师会演示 2~3 遍，然后让您尝试 2~3 组，每组通常只有 30~40 秒。

在您练习时，导师不会在旁边喊加油，而是会给您及时的反馈。只要您在安全运动，导师不会打断您。我们的大脑正在学习，需要时间适应新的内容。接下来，您会休息 30~40 秒，导师会提醒你补水，且每次只要一小口即可。而此时，导师还会给您建议如何做得更好？或者，如果您第一组就很完美，下一组就开始挑战您更多的功能。在丽群、国强、瑞金等所有案例里，我们都是这样的理念。我们不会让你的岁月蹉跎，我们助力您实现最大效果。

当您的练习达到基本要求，导师会利用休息时间和您解说：这个练习，对于您未来生活的意义。比如，第十章中提到杨婷练太极云手，她可以在把父亲抱到轮椅上时防止腰部受伤。

而如果您在练习中始终无法保持身体姿态，或者感觉不舒服，导师会叫停，保护你避免受伤，同时也预示着我们要安排第二次谈话，更好地了解问题的根源，发现那些被"健康的体检报告"掩盖的功能改善的新机会。还记得第十一章中那个起初认为自己很健康，而运动 10 秒就会气喘的客户甲吗？进一步的谈话和必要的就医检查发现，她实际上是"慢性阻塞性肺疾病（COPD）"的高度危险人群。

保障您的安全、一步步教学、获得最大的功能性健康挑战、发现蛛丝马迹尽早采取预防行动，这些都将伴随您每一次的主体训练课程。

（三）**放松**（20 分钟）：这是课程最重要的环节。在这个阶段，导师会对您今天练习的部位做针对性的放松，同时也让你的心率恢复。

随着年龄的增长，我们运动后的恢复能力会减弱。一个最明显的迹象就是，你可能第二天醒来觉得很累，要到第三天才能恢复。这和年轻时，是不是很不一样？那时，你可能锻炼完，来不及放松，就能精神抖擞地开始一个会议，或者赶回家做饭。而现在，为了达到功能性健康的目标，你不仅要在课堂上放松，最好回家还要放松、休息日放松、出差日放松，永远不嫌多。

大部分人会忽略这个放松环节，会认为：如果平时都在放松，训练量够不够？无论是中国养生和武术大师所提倡的动静结合、内外兼修，还是国际运动员传奇教练马克·沃斯特根所提倡的"运动+恢复=成绩"，都传递出清晰的信息：**恢复和运动，同等重要！** 相信我们，你会如期达成目标，且精力充沛！也正因为如此，我们会安排 20 分钟的时间放松，教会您常用放松动作、并拓展您的放松技能，必要时布置成作业，确保您掌握。它们是伴随您一生的礼物，为您保驾护航。

在这 20 分钟里，您通常会保持一个姿势 1 分钟做功能性柔韧练习。可能您趴在地板上拉伸腰背，或者单脚架在栏杆上拉伸大腿后侧。我们会利用这个时间和您回顾今天的课程：练习了什么功能？效果和运动量如何？对于功能性健康有了什么新的感悟？还有哪些问题需要咨询？

还记得图 1-1 功能随生命周期之发展轨迹吗？随着年龄增长，功能水平不仅下降，还分离出高低线。所以，导师永远不会预设他昨天了解的你，今天还是那个你。因为每节课都在塑造一个新的你。你正在进入全新的人生阶段！你的状态、需求、期望和目标会随之改变。我们和您一起踏上旅程，探索您未来岁月不断变化的任务完成能力。放松是最好的时机，让我们不断增进了解，为下一次课程更精准地做好准备。

现在下课了，导师将在您的私人微信群里继续保持沟通。

如果我们共同做好了这些工作，50 岁+ 功能性健身这个新的生活内容，会很快成为你的生活常规，甚至是生活的一部分！你会不知不觉中，愉快地和我们在课堂上、微信里，讨论"认知和运动双重任务"、"躯体感觉"、"壶铃硬拉"

和你能做的新动作！你成了指导自己的专家！

二、课前、课后我要做些什么准备？

1. 穿宽松柔软的衣服、平底鞋，方便您移动，同时让您的脚能感受到地面，更加容易刺激你保持平衡的感觉器官。在任何季节，永远多准备一件外套和一件运动衣。如果训练后出汗，可以更换干爽的备用衣。而外套保暖，无论是运动完回家路上防风，还是抵御办公室内空调低温，都会帮您预防不必要的感冒。

2. 带 1 条毛巾擦汗，同时带一个 500 豪升的水杯。每一节课，课前、中、后都要补水，我们希望看到课程结束时这个水杯刚好喝空。随着年龄的增长，我们更容易缺水。我们希望您能及时补水。

3. 无论你是早上、下午还是傍晚锻炼，永远带一些课后健康零食，比如：自制的土豆片和 1 盒酸奶，或者 1 个鸡蛋加 3 颗大红枣。优质的碳水和蛋白质可以及时帮助你恢复。哦，可不要吃太多，影响你的正餐。

三、14 天之后呢?

你选择了行动！你发现了自己更多方面，你也了解了我们如何照顾你的顾虑，并帮助你前进和成功！让我们开始考虑你想在更长的时间里达到什么水平？是能够到郊外爬山而不感到精疲力尽？还是收紧手臂和臀部，自信地出席公司的年会？或者能和孙子一起荡秋千？还是在乒乓球场上和老伙伴畅快地来上一局？……

无论你的目标是什么，它必须是对你重要的东西，是你生命中需要做、喜欢做和想要做的事情。告诉我们你的目标是什么，我们会一步一步帮你实现。**你不用放弃任何喜爱的运动，你只会因为 50 岁+ 功能性健身而更出色、更享受你热爱的运动!**而且实现目标的过程将是非常有趣的！你会交到正能量的新朋友，和他们一样，优雅快乐地生活！

【后记】

嗨！我是炼医健创始人郑仲琳。

这本书里，我罗列了很多人的日常生活琐碎，为何？因为生命在于运动，运动是为了实现未尽的日常生活需求。

这道理听着并不奇怪，但从日常生活细微中探索运动"着力点"者却寥寥。

观看比赛时，我们关注输赢；选择运动项目时，我们关注累不累？美不美？是否能做到？是否离家近？需要缓解身体不适时，我们首先关注医生建议、他人的成功案例、以及媒体推荐；而当我们开始一项运动时，我们则关注动作是否准确、装备是否到位、打卡是否领先等。

但输赢、愉悦、疲劳、难易、姿势、装备、专家建议还有成功案例，这些都不是升起运动之念的核心源头。它们只是附着在运动上的"周边"元素。

九寨沟有一处景点叫做诺日朗瀑布，是电视连续剧《西游记》片尾唐僧师徒四人走过的瀑布。许多人因为看过《西游记》，就站在瀑布高处留影。但如果没有唐玄奘西天取经的真实历程，哪来的《西游记》小说、电视剧、乃至九寨沟拍摄点？

同样，**首先必须存在未尽的生活活动需求，才能升腾起运动动机。无论是当下的困扰（比如：易疲劳），还是对未来的期许或担忧（比如：担心精力不足而无法照顾年迈父母），都是生命藉由身体为我们点亮的"运动需求之明灯"。**

既然运动源于生活，那为什么我们鲜少从生活本源来探求运动呢？

当今社会是个快速变化的消费型社会。社会忙着将一切格式化，然后快速迭代。比如：读书要读重点学校、毕业进大城市、当上大公司白领或成为政府公务员；工作之余要度假，度假要去海滩、晒日光浴、吃美食等，这是美好生活的标准格式。

在运动领域也是如此。今天说每天 1 万步，于是小区里出现大昭寺"转经"景象；公司、协会踊跃组织健走活动，赞助商纷至沓来；过两天，说是走多了伤膝盖，大家就改走 7000 步，膝盖康复课程也随之出现；减肥塑形翘臀、8 块腹肌成了健身房和线上运动课的标配，减肥食品和营养剂立刻跟进；广场舞、印度瑜伽、传统太极、美国 CROSSFIT、巴西战舞、普拉提等古今中外运动项目，都宣称有利于健康，于是专用的运动服、鞋、水壶、腰包、背包、器材也跟着陆续亮相。

在这个消费型社会，潜在的信息引导都是"买、买、买"，这让追寻生活本源的运动机会没有了市场。有多少人会花钱请教练来开示"运动如何更好地帮助下地捡东西而不扭伤腰？"或者，"利索地爬上桌子装灯泡而不跌下来？"听着一点都不"时尚"和"专业"。

快速迭代的往往是周边设计，而不是运动本源。因为围绕本源需求而设计运动方案实在太复杂、也比较慢。谁还会像陈王廷那样，用 36 年左右的时间琢磨出兼容中医、易经、搏击、百家拳术之长的陈氏太极拳？

更有甚者，期望从这样格式化的运动中去追寻个体的生命意义，却有可能是本末倒置的。看那连续十几年举办的各种戈壁挑战赛，企业们自费飞去戈壁，几天几夜徒步穿越；各地一票难求的马拉松、超级马拉松、越野跑……从极限运动中追寻某种生命意义，却可能因此走到了生命的极限……。

什么样的生活才是好生活？是什么限制了好生活？什么样的运动才能解锁这些限制？这原本没有格式，每一个人的答案都可以很独特。但我们居然愿意接受格式化的答案，甚至乐此不疲地追逐，从而离运动的本源渐行渐远，这无形中扼杀了我们追寻美好生活的独创性。

如果我们缺乏生活视野，是否还能找到源于生活需求的运动动机呢？

回想我自己的成长过程，无论是太极、健身、武当剑、CROSSFIT、长跑、普拉提，还是 50 岁+ 功能性健身，我都很幸运，一直有名师或者明师指导。起初也是向他们学了很多技巧，但是，当我去美国功能增龄学院（Functional Aging Institute）学习，住在成功客户家里，听他们分享运动如何帮助自己开车、去超市采购……；当我每年到陈家沟师父家修炼太极，听师父和同门讨论某个动作与风吹草动的自然规律如出一辙；乃至后来，当我外孙出生，看到他为了触及一切令他好奇的东西，而"自学成才"地爬、坐、站、走、跑……这些充满生活气息的应用场景，都会让我对运动与生活的联系有新的体会和认识。

我曾好奇地询问师父和老师们。他们或分享一二，但更多的是鼓励我不断观察生活。在一次次探索中，起初我会灵光一现，慢慢的，越来越多的灵光闪现，直到今天能为大家娓娓道来本书中的许多经验。

显然，**联系生活实际，发现运动机缘，从毫无规律，到有章可循，再到务实可用，每个人都具备潜在的能力，都能做到！关键在于我们是否把眼睛首先投向生活活动本身，而不是外在的东西。**

一、首先"出题"，然后"解题"

"真正的发现之旅，并不是找到新的风景，
而是寻得新的眼睛。"

—— 马塞尔·普鲁斯特

如果"做什么运动"是"答案"，那么"题目"就是"实现什么生活目标？"**我们首先要"出题"，即树立生活目标，然后再去"解题"，为实现生活目标而寻找运动机缘。**

历史上，人类对于重要运动的选择都遵循先"出题"、再"解题"的原则。

是什么力量促使雅典举办第一届奥运会？无论是"斯巴达和伊利斯两国签订休战条约，规定奥林匹亚为不可侵犯的和平圣地"说，还是"奥林匹亚举行庆典活动可免瘟疫灾难"说，都表达了通过运动聚会来追求和平幸福生活的目标。

是什么力量促使产生瑜伽？瑜伽在古印度，本是源于哲学和宗教，而非运动，目的是帮助人们从痛苦中解脱，获得生命的喜悦。

是什么力量促使太极创立？陈王廷遗词书：闷来时造拳，忙来时耕田，趁余闲，教下些弟子儿孙，成龙成虎任方便。他是为了过更有意义的退休生活（发挥余热，教导子孙成才）而创造太极拳。

还记得第一章 52 岁高管文美的做法吗？她先尝试罗列出所有令她期待的生活活动内容，包括现在不满意的，和未来准备做到的，然后请 50 岁+ 功能性健康导师帮助设计运动方案。那么，你的生活题目是什么呢？

下面是我的学员们第一次罗列的部分"题目"：

生活活动：（不满意的，或者准备做的）

1. 起床时会头晕，休息下就好了。

2. 吃饭很快饱，过后又很快饿了。

3. 上下班坐地铁，走扶梯担心摔倒。

4. 上班久坐时间比较多，担心影响腰椎。

5. 开车坐久了会腰疼。

6. 做家务一小时会感觉累，需要睡午觉。

7. 每天晚餐后散步，但走久了腰疼。

8. 小区遛狗半小时，有时跟不上狗的奔跑速度，特别是它突然往前窜时。

9. 马上要装修房子，感觉在城里到处走动找各种资源有些力不从心。

10. 马上换季整理衣服，但不敢站上凳子去高处放东西。

11. 每年旅游，大部分是城市观光。下次想去郊外，可担心崴脚（小时候经常崴脚）。

是否发现很简单，你也能创建这样的清单？

有了这个清单，50 岁+ 功能性健康导师就能初步尝试为您"解题"——探索对应的运动切入点：

1. 起床时会头晕，休息下就好了 - 疾病检查、起床姿势。

2. 吃饭很快饱，过后又很快饿 - 消化系统检查、饮食习惯调整。

3. 坐地铁，走扶梯担心摔倒 - 下肢力量、平衡、协调。

4. 上班久坐时间较多 - 下肢力量、臀腹力量、腰髋放松。

5. 开车坐久了会腰疼 - 同 4。

6. 做家务一小时会感觉累，需要睡午觉 - 体能。

7. 每天晚餐后散步，但走久了腰疼 - 下肢力量、臀腹力量、腰髋放松。

8. 小区遛狗半小时，有时跟不上狗的奔跑速度，特别是它突然往前窜时 - 臀腹力量，爆发力，反应速度。

9. 马上要装修房子，感觉在城里到处走动找各种资源有些力不从心 - 认知、体能。

10. 马上换季整理衣服，但不敢站上凳子去高处放东西 - 平衡、灵活、关节活动幅度。

11. 每年去旅游，大部分是城市观光，想去郊外，可担心崴脚（小时候经常崴脚） - 下肢关节完整性，灵活、平衡、心肺。

是否发现"生命在于运动"似乎触手可及？

"一旦被发现，所有的真理都很容易理解；而其实它们一直都在，重点是要发现它们。"

——伽利略·伽利雷

当然，第一次创建的生活目标清单，可能比较含糊，可能很短，但没有人能一下子列出一个非常具体的题目。**当你转换视角，多多观察自己的生活，你就会做得越来越好。**

二、运动两步曲

要找到适合自己的运动，需要经过以下两步：

1. 如何生活？

2. 如何实现生活需求？

一个人具有怎样的生活，在生命中就会有相应的动机，就会追寻相应的运动；我们首先要会生活，然后才会运动。反过来，认为运动最重要，人不如运动重要，就可能超越身体极限，去跑马、去长时间徒步，最终可能获得的是混乱的个人生活，充满痛苦。当然，精神层面的追求例外。

如何生活是智慧，如何实现生活需求是方法。**会生活和会运动，这两个都是"功夫"，而且这两个"功夫"的性质非常不同，所以两者要在不同的领域内修炼。** 就像现在很多经验丰富的企业家，他们进修的方式并不是再去参加管理研习营，而是会到山里去学禅定、佛学、或者单纯旅行。这是为了练习管理之外的生活"功夫"，从生活智慧中寻找管理提升的切入点。运动也是如此。

那么，生活智慧哪里学？其实我们每个人过了 40 不惑，来到 50 岁，都已经储存了很多生活素材。我们只需要更加专注于这些素材，并找到那些专业人员，比如：50 岁+ 功能性健康导师，以及他们辅导过的先行受益者，从他们共同的生活智慧源泉中汲取营养，就能获得启示。

三、时髦和真实

现在我们知道要在生活中寻找运动，而不是在运动中寻找生活。但当我们把目光投向生活，首先映入眼帘的可能是"一地鸡毛"的生活琐碎，我尝试把它们分为 3 类：

1. 生活基本需求，包括：制造工具，让生活更加方便；管理事物；解决生活难题。

2. 更深的需求：在社会中活得更加愉悦的社交、家庭、职业活动等。

3. 更深的好奇：实现去高山、去大海、去攀岩、去滑翔等人生未尽梦想。

基于这些需求所设计的 50 岁+ 功能性健身课程，其挑战是多元化、社会性的，是围绕生活非常朴素的，似乎不像时髦的运动那样格式化、训练化和优美化。

我们知道，这并不意味每个人都会很喜欢。重要的是我们将它展示出来，并且和你沟通，不要令这些生活本质的东西被掩盖而不自知，错失了接近它的良机。反过来，如果你很喜欢某项运动，而不知道它如何具体影响你的生活，那我们会感到非常遗憾。

目光投向外界种种，还是投向自己的生活，是一个选择。先向他人学习某种运动技能（比如：别人学跳舞，你也要学），还是先向他人汲取生活智慧？也是一个选择。你的选择可以限制你，也可以释放你。**我们倡导 50 岁+ 功能性健身和健康，是基于真实的生活态度——积极面对衰老，努力释放自我。从这些生活琐碎需求中挖掘并实现运动动机是实实在在的。**我们的成功案例也因此都体现了生活琐碎上突破性的成就和精神面貌。

纯粹地回应我们的需求（需要做、喜欢做、想要做）是无价的！特别是到了 40~50 岁的年龄，重点不在向外求标新立异，而在向内求、抱朴归真、提升自我。如果每个人每天都在为美好 50 岁+ 的人生而添砖加瓦，那是我们期待的。

四、你的选择

到这里，选择权完全在你手上了。**你是自己身体和生活的主宰，你要寻找"题目"，然后解答它。如果你没有题目，再流行的运动，都不是答案。真正合适的运动在于题目本身拟定的过程。**

源于生活、独特的 50 岁+ 功能性健身，是否能帮助您延年益寿？并且优雅快乐地生活？如果你比想象中快乐地多活了 10 年，那将对你的人生意味着什么？我非常希望你深刻思考这些问题。

　　无数科学研究已经表明，运动有助于延缓衰退。图 1-1 功能随生命周期之发展轨迹也清晰地说明，你 70、80、90 岁的身体功能水平，与你当下采取什么样的运动方式有直接的关联。

　　1980 的流行歌曲《年轻的朋友来相会》唱道："但愿到那时，我们再相会……啊！亲爱的朋友们，让我们自豪地举起杯，挺胸膛，笑扬眉……"如果今天是你 20 年后的今天，你有什么令你骄傲的成就？你的愿望清单中：旅行、探险、家人团聚……是否还有未尽项目？无论是什么，它们对于你的余生一定很有意义。你是否愿意为实现这样的意义所需要的身心功能而投资？如果是，那么，何不现在就开始这一段 50 岁+ 功能性健康之旅呢？我确定你的回报将超过你的想象！

——郑仲琳

炼医健管理服务机构创始人

2022 年 6 月 18 日于苏州

【附录一　成功案例】

一、周老师：鼓舞人心的 80 岁+

看周老师运动，你会相信，你的 80~90 岁这十年，可以很优雅和美好。人们通常认为 80 岁后属于耄耋老人，有病体弱是正常，负重深蹲、上下台阶、学习新动作、一边探险一边写日记，做这些需要消耗很多身心能量的事情，不敢想像。

而周老师则不然。她的脸上永远带着自信、豁达和开心的笑容。在她 77 岁时，卧床多年的老伴去世，她意识到：始终保持自理能力，并能到处自由活动，才是比仅仅高寿更大的"福气"。所以 4 年前，她坚定地开始了 50 岁+ 功能性健身，无论刮风下雨，她每周 2~3 次公交换地铁，从居住的养老院花 1 个小时来参加运动并一直很享受这项运动。

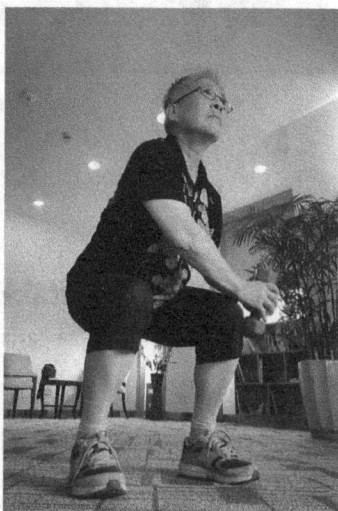

（摄影师：郑立东）

"我喜欢课程的全面性。通过训练，我从 78 岁到 82 岁 4 年间，平衡、心肺、耐力、灵活以及反应速度各方面得到全方位维持，延缓了衰退进程，储备了很多功能能力，这让我对独立生活感到安全，对未来充满自信。"

那些和她一起训练的 50~70 岁伙伴们常说："我们希望到周老师这个年纪，和她一样有活力。"他们能做的动作，她都能轻松完成，只是看上去慢一些；甚至有些他们不能做的动作，她也能轻松完成。

户外探险是她年轻时的梦想。但那个年代，她没有条件和

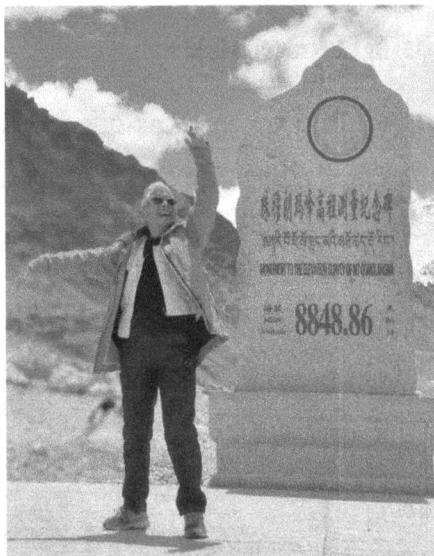

机会去实现。50 岁+功能性健身却帮助她在 82 岁时实现了梦想：33 天自驾西藏，还去了阿里，没有任何高原反应，成就一段难忘的回忆，那也是很多年轻人的梦想啊！

"西藏行，我梦过，我念过，我盼过，我追过，竟然在耄耋之年完成。行程万里，为时 1 月余，手舞足蹈，此幸无语言表！"

实际上，旅行社为了保证安全，通常不接待超过 70 岁的个人游客；保险公司很少卖旅行险给超过 75 岁者……要在高龄达成西藏行的梦想，除了需要克服重重社会难题，还要具备优秀的身心功能，而支撑这些的智慧、勇气和信心都超过我们的想象！但只要身心功能具备，仍然是可以做到的。

她居住的养老院同龄伙伴们，感叹此生无法与她同行，特意录制了合唱《我要去西藏》。她们说："让我们的歌声伴随你一起走上世界第三极吧！就当我们也如愿以偿了。"珠峰大本营 5200 米海拔处，当老伙伴们的歌声响起，周老师随歌起舞，"我要去西藏，我要去西藏，仰望雪域两茫茫。风光旖旎草色青青……随处都是我心灵的牧场……"我们有理由认为，50 岁+ 功能性健身至少延长了她 10 年的户外探险运动寿命，让她有能力和精力不断梦想！

二、芳芳：早日习惯好、终生功能优！

在四十多岁的年纪被诊断出严重颈椎病，甚至需要手术，这对常年规律健身（健身房力量训练）的芳芳来说犹如五雷轰顶。经常性的头晕、肢体麻木不仅让她无法运动，甚至限制了许多生活活动，比如：不能再低头看手机。

此时她已经认识我们一年半，而且还帮助组织过多次活动，普及50岁+ 功能性健身。因此，她非常了解和认同通过运动促进功能，防控慢病进程的特点。她一方面寻求避免手术的医学疗法，同时也寻求我们的帮助。

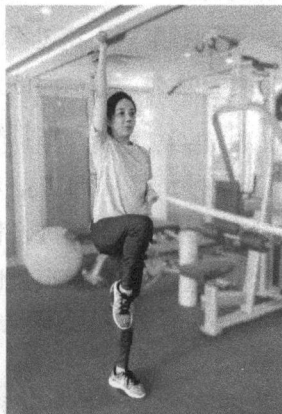

芳芳一直热爱学习，喜欢拥抱新生事物。这一特点最终让她从病痛中解脱，并成长为改变生活方式的强者。比如：她改变了之前错误的肌肉发力方式，学会了如何为高强度的传统健身运动，做好身体上的准备。

"我曾经特别热衷于力量训练。特别感谢 50 岁+ 功能性健康导师们耐心纠正我的错误观念，让我懂得了一个非常重要的道理：对于紧张的肌肉直接进行力量训练，是雪上加霜。先恢复肌肉正常功能，再进行力量训练，这对延长骨骼肌肉的使用寿命非常重要！"

当她了解到不良生活习惯是如何把正常的身体逼到爆发疾病的整个过程，她开始将运动融入生活，调整了饮食习惯，并尽量避免外出聚餐。

"我喜欢课程以学员为中心，在医学指导下，精准化的设计。从评估我的身体状况、设计运动方案、到执行每一节课，都非常针对我的需求，所以练在实处，见效明显。比如：我学会了筋膜放松和正确的呼吸方式。虽然我的快节奏工作和之前一样，但我却能找到机会放松。比如，晚上看电视、参加会议和旅行时。"

受到颈椎病发病过程的警示，她触类旁通，上课时常常与导师主动探讨，第一时间发现自己的平衡和协调功能有潜在不足，并马上开始针对性训练。

几个月后，她的功能得到全面提升，包括避免了颈椎手术。当她在课堂上成功完成各种功能挑战，而成为其他学员的"师姐"时，连她自己都很震惊！

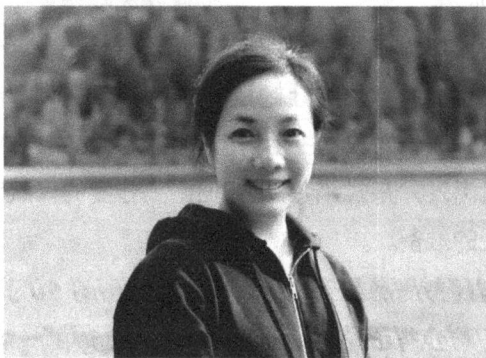

"我非常乐意推荐这项运动给功能衰退、慢病渐起的伙伴，无论你是 50 岁+ 还是 40 岁+ ！因为这时候你需要针对性设计。我更希望大家以我的亲身经历为戒，未雨绸缪，一起健康活到 100 岁！"

三、晓玮：从"不活跃"到"专业"

晓玮是从功能受限、恢复、优化、最后成为"专业级"学员的典范。如果你周日来课堂，会看见她忙碌的身影。除了自己参加日常训练，课前课后，她时而为其他学员做专业功能评估，时而讲解示范日常放松方法，时而帮助纠正基本动作模式。

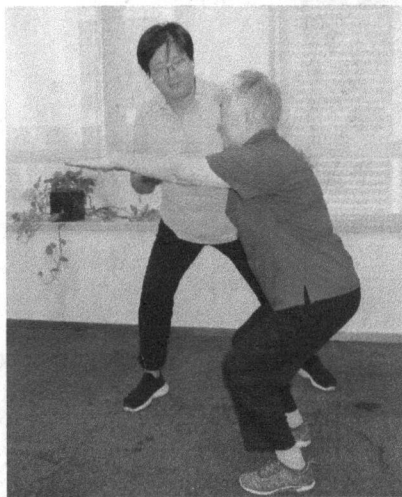

导师忙碌时，常会听到："晓玮，你来看看她的动作如何调整？""晓玮，这个问题你来帮忙解答一下。"有时，她还会帮助组织专业活动，比如：如何在菜场挑选健康食材。

而2018年夏天，她来寻求我们帮助时，健康上正处于进退两难的状态。一方面，历次外伤导致她的一些关节活动受限，需要改善；另外一方面，她不太喜欢健身房大汗淋漓的锻炼方式，也不喜欢一个人孤独地练习。

"50岁+功能性健身课堂，为我提供了一个非常亲切、安全且快乐的运动环境。每次上课的导师并不固定，每次和我一起练习的学员也不固定，但我感觉每堂课都一样让我舒适、且回应我的需求。现在我关节受限已经改善，心肺、力量、认知、协调、平衡等功能水平，也整整上了一个台阶。如果你和我一样对于传统健身训练感到不安，那我非常推荐参加这个课程。"

191

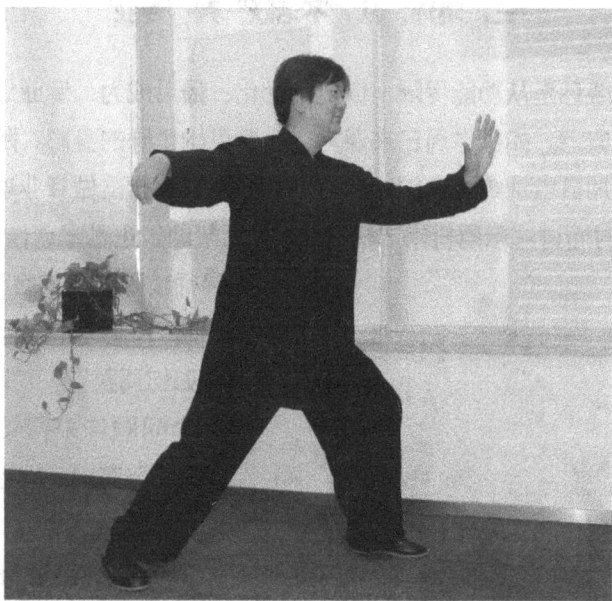

在参加 50 岁+ 功能性健身后的第三年，功能基础扎实的晓玮开始了一项新的爱好——太极，并成为优秀学员。如今，她每天早上都会习练太极。

"在我开始学习太极时，我意识到 50 岁+ 功能性健身实际上为我储备了许多基础功能，让我学习太极更加轻松快捷，且不容易受伤。我感谢 50 岁+ 功能性健身，它无限地拓展了我快乐生活的边界。我对于若干年后的退休岁月，有了很多计划，且充满期待和信心。"

四、小林：不仅要身体健康，还要生活方式最优化！

小林过去两年的生活方式一直很活跃。她定期进行跑步训练，注意健康饮食习惯，规律体检，照顾家庭，平时自己做力量和有氧运动。所以起初，她感觉没有必要、也没有时间再把50岁+功能性健身加入自己的时间表。

但小林发现自己的体脂率和体重一直偏低，始终没有达标。随着年龄增长，她担心会影响到内脏、甚至大脑的正常功能。她的母亲近期又患上了恶性慢病，孩子们还未成年。她需要有更加充足的精力，才能既照顾好父母、又照顾好孩子，但她如果不睡午觉就会不适。更让她担忧的是，自己今后是否会患上和母亲一样的疾病？因为医生说这个疾病有家族遗传风险！

她最终决定把50岁+功能性健身排进她的时间表。在她入学的第一天，导师告诉她，基因是子弹的话，那么生活方式就是"扳机"，当生活方式达到最优化健康程度，那么扣动"扳机"的概率会大大下降！这让她意识到，自己把体检合格、有运动、有饮食管理等同于"功能性健康"了。

当学会站在最优化的高度来审视未来的生活，她不断发现需要改进的机会。比如：深蹲时偏向一侧，要先纠正，不纠正练得多就是在积累"老伤"；高心率跑步，必须建立在耐力练好的基础上，不然会慢性消耗，越来越精力不济；增加体脂、增加体重，并不等于吃更多的肉类或者蛋糕！而是要保证摄入比例足够且优质健康的碳水，并且一日多餐。

"虽然参加课程只有短短几个月，但我充分感受到了和以前的区别。

"比如：有非常专业的评估。除了体能、还有饮食的评估和建议。不上课时，导师会对我自编的居家运动动作、甚至爬

山等家庭活动进行指导，避免进入误区。这样 360 度全生活辅导，才有利于健康。我很庆幸选对了课程。

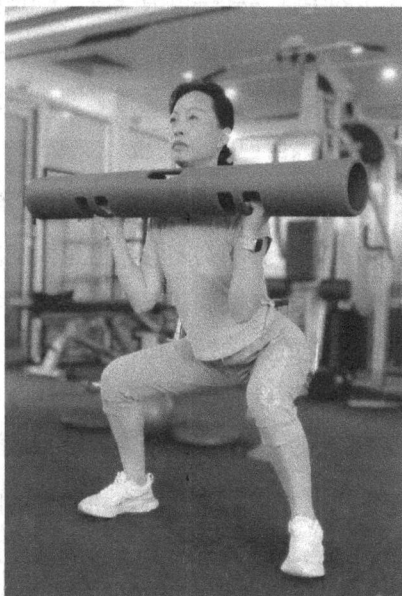

"在课堂上，导师们总是非常仔细地纠正动作。教会我养成正确的运动习惯后，再增加挑战，从而最大程度地避免了运动伤害。这对于我们中年人来说格外重要。

"但这并不意味着课程枯燥，也不意味着要练得累死累活才能'最优化'。相反，每节课都设计得丰富多彩，我既看到舞蹈、拳击、武术、有氧操、健身、跑步等很多传统运动的影子，但又不是！准确地说是今后从事这些运动需要储备的基础身心功能，而且编排流畅，比较有趣。连拉伸动作都非常优美。

"导师告诉我，随着我的功能水平进入新的阶段，还会有新的挑战、新的课程设计在等着我，对此，我非常期待！"

五、金华：快乐练友大家庭

金华承认，她从来都不是健身发烧友，甚至一生中都没怎么去过运动馆，但她一退休就马上来参加了我们的 50 岁+ 功能性健身。

以下是金华分享的感受：

"我很享受课程欢乐的气氛、导师们亲切的笑容、以及伙伴们的互帮互助。也许是生命进程和阅历相近，对于我的问题和顾虑，大家总是能互相理解、且有问必答。这让我这个健身门外汉，几乎没有任何不安，就能快速地融入。

"刚开始，我并不能连续运动很长时间，但导师们还是决定让我早日进入小团体课。我既很期待，又担心会拖大家后腿。但让我感到惊喜的是，这并没有发生，而且恰恰相反，课程进行地很顺利。我的协调、平衡、灵活功能是强项，我成了其他同学的楷模！而当练习到心肺功能时，导师说可以按照自己的节奏做动作！在一分钟的时间里，有人做得慢，有人做得快，我感觉完全没有了后顾之忧。而且，当我忍不住想'挑战'自己时，总会有同伴及时提醒我控制冲动。而当我成功控制住自己的节奏（但很慢）时，同伴们还会鼓励认可我，这太棒了！

"我特别喜欢这里安排的各种聚会和活动，比如：剧院演出观摩、匹克球、秋季大闸蟹品尝、同学 80 大寿等。在这些活动中，我有机会聆听比我年长者的人生经历，他们充满正能量和智慧的分享，让我受益良多。我非常感恩有机会成为这个快乐大家庭的一员，并且一起探索如何有品质地享受人生中最黄金的退休岁月。

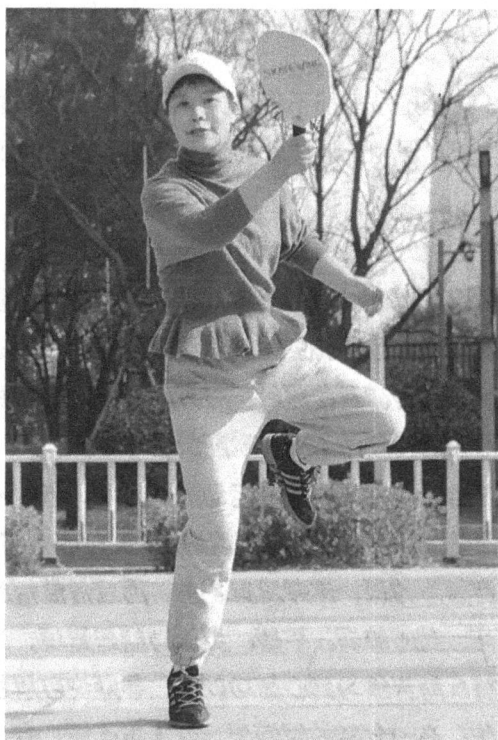

　　"课程还会安排定期评估，必要时穿插个人课程、家庭作业等，帮助每个人加速进步。如果你希望既有对个人的关注、又能享受团队的欢乐、并获得退休生活的智慧，这个 50 岁+功能性健身课程是值得考虑的选择！"

加入《14 天焕发新生计划》

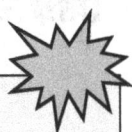

6 节一对一 50 岁+ 功能性健身课

（每周 2~3 次，课外无限时使用场地设施和咨询）

完成课程者，按需提供以下免费福利

（抗氧化指数测试、精准了解身体老化程度）

（私人定制一年运动方案）

（私人定制运动风险防控方案）

您的《14 天焕发新生计划》从咨询开始。
我们将讨论你的健康史、健康目标；全面评估了解您的
功能健康水平；当场解决紧急问题；对于不紧急但重要
的方面，会通过几次体验课程，帮助您体会为生活目标
而运动的专业方案。

**14 天后，你会感到最初的改善，比如：更好的动作模
式、更有精气神，并对我们将以怎样的责任心、专业思
路、执行质量帮助您达成目标，有更加直观地了解。**

致电 13918073814（微信同号）
咨询《14 天焕发新生计划》

【附录三 炼医健苏州运动研究院简介】

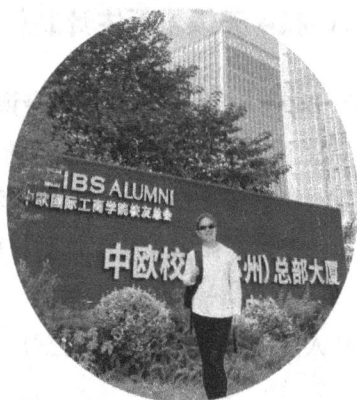

（摄影师：敬春丽）

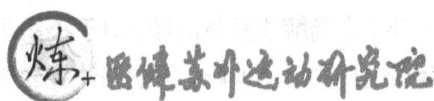

http://lian-yijian.com/simf.html

苏州市吴中区晨星路 3 号

中欧校友苏州总部大厦 2009-2010 室

电话：0512-62756660

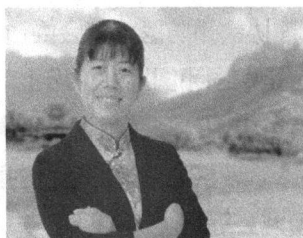

郑仲琳

美国运动医学会（ACSM）
美国功能增龄学院（FAI）
资深认证运动导师
陈氏太极小架第十一代传人
工商管理硕士（MBA）

（摄影师：林志敏）

郑仲琳导师 2016 年在上海率先引进《功能增龄运动导师国际认证培训》及运动体系，并立足中国国情，持续引领二次创新。除了在苏州运动研究院带领团队，为 VIP 以及民生项目设计 50 岁+ 功能性健康方案，她还亲自训练 40~100 岁的各地客户，成为中国 50 岁+ 功能性健康行业的倡导者和资深专家。

郑仲琳导师既是陈氏太极小架第 11 代传人、也是中国药科大学中药药理学学士，于传统"体医结合"思想中成长。她同时又是美国功能增龄学院（FAI）、美国运动医学会（ACSM）、美国运动委员会（ACE）认证的资深运动导师，熟知"体医结合"之国际前沿实践。她还是中欧国际工商学院 MBA 硕士，拥有 25 年企业变革管理经验，对跨地域文化的个体与群体行为转变，有务实和独到的见解。因此，郑仲琳导师在中国创建的 50 岁+ 功能性健康体系，具有中西融合、体医融合、注重行为健康、务实可行的鲜明特点。无论是因慢性疾病导致功能衰退，希望延长身体使用寿命，还是活跃的 50 岁+ 人士希望尽可能延长竞技运动、户外探险、武术搏击等运动表现，郑仲琳导师和其团队，都能源源不断地创造成功案例。

郑仲琳导师还坚定地倡导 50 岁+ 功能性健康。她是中央电视台（CCTV-12 央视频）《随时随地防衰老》节目特邀主创和主播；担任全国卫生产业企业管理协会预防医疗分会委员，以及江苏省运动健康促进会理事；也是中国和国际性论坛上的活跃讲者，演讲主题包括《健康增龄在中国》、《老年人平衡和认知改善》、《中老年自行车运动》、《50 岁+ 功能性健身运动商务拓展》、《功能增龄训练模型》等。

郑仲琳导师 2016 年 12 月于上海创办炼医健管理服务机构，至今已培养了 200 多名功能增龄运动国际认证导师（FAS）、社会传播员和社会指导员，影响近 10 万人群开启 50 岁+ 功能性健身之旅。2017 年 8 月，她在苏州开始创办炼医健运动研究院，致力于本土可持续创新和发展。目前，她和家人居住在苏州工业园区。

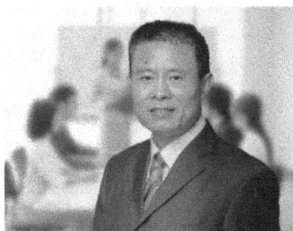

谢尔凡

医学博士

主任医师

研究生导师

国家健康管理师

现任苏州明基医院副院长、整形医美与创面修复中心主任。

他毕业于陆军军医大学（原第三军医大学）国家重点学科、国家临床重点专科、国家重点实验室。早年曾任美国 FDA 项目首席专家、阿联酋王室保健医生；曾在多家三甲医院担任外科主任医师，以及健康管理中心主任。过去 15 年来，他在国内领先的养老、医疗、康复、健康管理等机构担任过医学负责人。

谢尔凡博士在学术、教育和职业经历上的积累，让他对于非手术、非药物提升功能减退及慢病人群活力，有着独到的学术热情和见解、以及丰富的实践经验。

谢尔凡博士目前仍然在担任中国整形美容协会中西医结合分会理事会常务理事、《中华损伤与修复杂志》编委等许多社会兼职，他在国内外发表论文 100 余篇，参加编写专著 10 部，多次获科技进步奖、医疗成果奖、优秀教学奖等。他热爱 50 岁+ 功能性健身运动，也是一位资深跑者和马拉松、戈壁越野等运动赛事的医疗救护团成员。

www.ingramcontent.com/pod-product-compliance
Lightning Source LLC
Chambersburg PA
CBHW011835020426
42335CB00022B/2828